死に臨む患者へのスピリチュアルケア

臨床と宗教

孫 大輔 ×

井口真紀子　森田敬史
深谷美枝　島薗 進
ブラザー・サンライト

南山堂

こういう時代だからこそと
言うつもりはないです。
過去にもそういう時代が
たくさんあって、
その時代のなかでも
宗教は大切にされていたし、
そうでなければ
ならなかったと思います。

あるとき若い学生に
「先生にとって、死とは何ですか」
と単刀直入に聞かれ、どう答えようかと
困惑したことがあった。
医学的な死について説明するのは容易いが、
ここで聞かれていることは〈私〉にとって
死とは何かという問いであった。

生活のなかで
こそ病という
のはあるわけで、
しかし、そのことが
病院ではほとんど
問題にならない。

彼は反撃だといってジャイアンを
ボコボコにしてやった。
そうしたらジャイアンはあるときから
学校に来られなくなって転校してしまった。

死者はどこかにいて
時々生きている
人と関わる、そういう
世界観が日本人の
無意識的な感覚として
あるということです。

こんな体になるとな、人が発してる
エネルギーをいやでも感じるんだよ。
近寄られると、体の痛みが増す人がいる。
何も感じない人もいる。
でも、お前は不思議だなあ、
痛みがどんどん楽になるよ。なんでかなあ。

はじめに

臨床と宗教は古くから密接な関係にあった。歴史を紐解けば、宗教は医療の源泉として機能してきた。古代エジプトやギリシャ、ローマでは、神々の力が治療に役立つと信じられており、神殿は病気や怪我を治療するための施設としても機能していた。キリスト教やイスラム教もまた、病人を癒すための施設や医療機関を設立しており、中世ヨーロッパでは修道院が医療の中心地として機能していた。

近代医学が誕生する17世紀以前、日本や欧米において医療と宗教は一体化していた。それが科学的思考が重視されるにしたがって、医療と宗教はまったく異質のものと認識されるようになった。近代医療は宗教と決別することで、その発展を成し遂げたわけである。今では医療者にとって宗教を語ることはタブーとさえ言えるような雰囲気もある。

しかしながら昨今、病む人をさまざまな角度から捉えようとする認識が高まり、これまでの医療では病気の治療はできても、病人の癒しは不得手であるという現実が指摘されるようになった。たとえば、終末期患者の「生命の質」の問題や「死への心の準備」の対応がうまく図れていないというものである。

「死」をどう捉えるかは近代医学にとって大きな問題である。近代医学が疾患の治癒自体をゴールとして捉える限り、死は治療の失敗を意味する。近代医学は死をフィジカルな死としてしか扱っておらず、そこにいわゆる「宗教」が入り込む余地はない。しかしながら、実際には医学教育や医療のなかにも「宗教性」は存在する。医学部の教育過程には「解剖実習」というものが存在する。解剖実習は、医学教育における通過儀礼として機能しており、解剖学的な知識を学ぶと同時に死者を敬う行為やメタフィジカルな「死」を考える機会を提供する。また、終末期の臨床においてスピリチュアルペインや「死の質(quality of death)」が重視されるようになったことも、医療における宗教性の例である。

本書で扱う宗教は、必ずしも創唱宗教(特定の教祖がいて明確な教義を持つ宗教)を意味しない。むしろ広い意味での宗教、すなわち宗教性やスピリチュアリティという観点から捉えていく。本書を出版するきっかけとなったのは、医学教育において「死」の問題、あるいは宗教性がほぼ取り扱われていないということであった。個人的には、患者の死を医師としてどう捉えるのか、患者の死に際してどう振る舞い、遺族にはどう接するべきなのかという疑問に端を発していた。そうした他者へのケアからみた「死」と同時に、一人称の死、つまり、「私にとって死とは何か」ということを考えるヒントも、本書ではわずかながらに探求してみたつもりである。

第一章「医療者が考えるべき日本人の宗教観」は、プライマリ・ケア医であり死生学の研究もされている井口真紀子氏との対談である。内容は日本人の死生観、スピリチュアルケア、グリーフケア、死別の社会学などに及んでいる。医師として答えのない問いにどう向き合うか、死生学を医師が学ぶ意義などをプライマリ・ケアに携わる医師二人が論じており、本書の導入となる部分である。

第二章「医療からこぼれ落ちるもの」では、融通念佛宗僧侶であり龍谷大学教授の森田敬史氏と対談している。ビハーラ僧としての経験、臨床宗教師が生まれた経緯と今後の課題、日本人の宗教観、共感と受容、宗教にできることなどを論じている。臨床宗教師の育成にも従事する森田氏の論点は、仏教という特定の宗教に限らず、臨床宗教の医療との接点や今後の発展可能性など、広い視野で考察するものとなっている。

第三章「無限の闇を前にして」は、横浜聖霊キリスト教会牧師であり明治学院大学教授の深谷美枝氏との対談である。キリスト教の世界観、十字架とアガペー、病院チャプレンの現状、スピリチュアルケアとパストラルケア、キリスト教の霊魂観などを論じる。とくに、神義論あるいは弁神論といわれる「沈黙する神」の問題とともに、20世紀神学の到達点についても話が及び、主にキリスト教という観点から臨床との接点について洞察を深める。

第四章「スピリチュアリティを辿る」では、宗教学者で上智大学グリーフケア研究所客員教授の島薗 進氏をお迎えしている。日本のスピリチュアリティの変遷、水俣病問題、グリーフケア研究所の設立経緯、「悼む」という言葉、死に臨む医療者の主観と客観などに話は及んでいる。日本を代表する宗教学者である島薗氏の話は、日本におけるスピリチュアリティの変遷の歴史を概観しつつ、その観点から医師と死の臨床、医師とグリーフケアのあり方などについて論じるものとなっている。

第五章「雲は死なない」は臨済宗・ベトナム禅宗了観派 比丘のブラザー・サンライト氏との対談である。ティク・ナット・ハン師とマインドフルネス、日本的な瞑想とマインドフルネスの違い、インタービーイング(相即・相互存在)などを骨子としつつ、マインドフルネスを世界的に広めた第一人者であるティク・ナット・ハン師の教えを中心に解説している。「雲は死なない(A cloud never dies)」とは、インタービーイングの教えをティク・ナット・ハン師がわかりやすい言葉にしたものであり、いわゆる「空」あるいは「諸法無我」の思想に通じるものである。

終章「臨床と宗教 スピリチュアリティのかなたに」は、以上の対談を踏まえて、改めて私が考える臨床と宗教/スピリチュアリティとの接点について、医師が宗教性を考える意義などについて論じている。ケアの行為とスピリチュアリティ、多死社会と死生観などに加えて、神義論の現在、民藝運動と利他、「かなしみ」のスピリチュアリティ、魂といのちの問題などについて、私の思うところを述べている。

改めて、対談に応じていただいた先生方、および南山堂の片桐洋平氏に深く御礼申し上げたい。本書を通じて一番の学びを得たのはおそらく私自身であり、「臨床と宗教」という見果てぬ山野をいささかながら跋渉《ばっしょう》できたのではないかと感じている。

2023年4月

孫　大輔

目次

医療者が考えるべき日本人の宗教観　孫 大輔 × 井口真紀子　13

プライマリ・ケア医　死生学研究者

無限の闇を前にして　孫 大輔×深谷美枝 83

横浜聖霊キリスト教会 牧師

終章 臨床と宗教 スピリチュアリティのかなたに 孫大輔 179

医療者が考えるべき日本人の宗教観

プライマリ・ケア医
孫 大輔

×

プライマリ・ケア医／
死生学研究者
井口真紀子 (いぐち まきこ)

医療法人社団鉄祐会 祐ホームクリニック大崎 院長．上智大学グリーフケア研究所 客員研究員．東京慈恵会医科大学非常勤講師．家庭医療専門医，在宅医療専門医．博士（文学）．患者の看取りの経験を機に死生学に興味をもち，2016年から医師の死生観をテーマに研究を行っている．

家庭医が死生学を学ぶ

孫　この対談では死生学や宗教のことについて井口真紀子先生にお話を伺っていこうと思います。井口先生とはお互い家庭医ということもありますし、リラックスした気持ちで臨んでいるのですが、死生学という深いテーマですので、しっかり対談できればと思っています。よろしくお願いします。

井口　こちらこそ貴重な機会をありがとうございます。

孫　井口先生は家庭医でありながら死生学の研究者でもあり、かなり貴重なキャリアを歩まれています。まずは井口先生が死生学を学ばれるに至った経緯についてお話いただけますでしょうか。

井口　私自身が大学院で死生学を学ぼうと思ったのは、最初は「死生学」という言葉に惹かれたからでした。当時はグリーフケアとか、悲嘆とか、人間の深い苦しみといったところに医師として普段の臨床経験から感じることがあって、もう少し深く学びたいと思ったのがきっかけです。

上智大学にグリーフケア研究所というのがあったので、そこで勉強していたのですが、そうしたら大学院ができるというので、もう少し学びを深めたいと思い、宗教学っぽい先生が多くて難しいかもしれないけどちょっと行ってみようかなという、軽い気持ちで入ってしまった感じでした。学科名は実践宗教学研究科となっていて、何で宗教学なのか全然わからないな、みたいに思っていました。自分は宗教学をやるのだ、というようなすごく強い気持ちで入ったわけではなかったです。たしかそのとき孫先生にも、大学院どうしようなんて相談に乗っていただいたような記憶があります。

孫　そうでしたね。

井口　今回の対談に向けていくつか本を読み直したりしていました。日本人は宗教的なものというか、宗教という言葉自体も、NGではないけど使うのにちょっとためらいがある。孫先生も臨床のなかで宗教という言葉を出していいのか迷いがあるかと思うのですが、宗教的な感覚は実は人が生きるうえですごく大切なことです。ただ日本は歴史的な経緯があり、そういうことを無宗教という言葉の中に押し込めてきているので、私たちはそれを形式上すごく避けて生きているようなところがあります。

でも、生きることや死ぬことに関わる医療の営みはそういうところと結びつきを持たざるを得ないし、不可欠な部分でもあるわけです。そこは、死生学を何年か勉強していくうちに何となくわかってきた気がしています。

孫　医師自身が死生観を考えざるを得ない現場に立たされているにもかかわらず、私たちはほとんどそれについて教育を受けていません。そういう感情や葛藤を抱いたときにどういうふうに振る舞ったらいいか、患者や家族を前にどういうふうに発言したり、行動したらいいか、どういうふうに自分自身が考えたらいいかがわからないものだなということに改めて思い至りました。

自分は家庭医の研修で緩和ケアを現場で学んでいたときに、そういった点で結構苦しんだことがあります。そのときに自分が感じた葛藤というのは、「死にゆく人のケアを自分が適切にできなかったのではないか」という悔いのようなものだったのですが、今でも何回も思い出します。私以外にも同じような経験をされて葛藤されている医療従事者も多いのではないでしょうか。今回の対談がそういう方々のヒントになればなと思います。

日本人の死生観

孫　先生がたとえば現場で宗教のことや死生観を活かして実践されていることなどはありますか？

井口　「宗教」という単語を説明なしで使うと、このあとの話がかみあいにくくなってしまうかもしれないので、話の前提条件を先にちょっと共有できればと思います。阿満利麿《あまとしまろ》先生の『日本人はなぜ無宗教なのか』（ちくま新書、１９９６）という本を久しぶりに取り出して読んでいたのですが、この本ではまず宗教というものを大きく二つに分けて考えています。いわゆる何とか教、何とか派、具体的にはキリスト教とかイスラム教とか、仏教でも何宗とか、そういったものを創唱宗教と阿満先生は言っていて、もうひとつ自然宗教というものがあります。

　自然宗教というのは日本人が元々持っていた古来からある死生観みたいなものとつながりがあります。私が以前書いた『日本人の死生観とＡＣＰ』[1]という論文でも触れた、柳田國男《やなぎたくにお》や折口信夫《おりくちしのぶ》によって示されたような、基層的な信仰も自然宗教の枠組みとして捉えることができます。先祖代々の家があって、人が死んだら小さいカミになっていずれご先祖さまになっていく感覚ですね。また自然現象に畏怖や畏敬の念を感じる、八百万《やおよろず》とも言われるような感覚です。私が宗教というときには、こういう死生観みたいなものも広く宗教として捉えていただくとよいかなと思っています。

孫　先生の論文『日本人の死生観とＡＣＰ』は、古来からの日本の死生観を総ざらいして現代まで語っていてすごく面白かったです。とくに折口信夫の示した「まれびと」という概念があって、私は最近知りました。社会学者の大澤真幸《おおさわまさち》が『三島由紀夫　ふたつの謎』（集英社新書、２０１８）という本の中で、三島作品と「まれびと」の関係を考察しています。とくに死ぬ前に書かれた『豊穣の海』シリーズには三島の死生観が表現されているはずで、海の向こうからやってくる死者（神）のイメージが物語に反映されているとのことでした。

井口　ありがとうございます。あの論文では基盤信仰として柳田國男と折口信夫の議論を提示しました。簡単に紹介しておきますね。柳田は日本人の死生観は循環的な構造を持っているとしました。死者はまず個々の家の祖霊となり、やがて祖先という集合体に溶け込んでご先祖様となり、山のなかから子孫を見守り、田畑の生育を助け、そしていつか同じ血筋に生まれ変わるとしています。折口信夫は、そういう循環の中に入れない近代人の孤独な感覚に意識的だった人でした。死者は「まれびと」として外の世界である海から「稀に」やってきて、里に新しい生命力をもたらして再び海に戻っていくと捉えました。民衆の感覚の中にこうした無意識的な感覚があることをそれぞれのやり方で描いたとも言えます。

孫　いずれの考え方も、死者は身近な他界にいて時々この世にやってくるというものでしたね。

井口　そういうことですね。死者はどこかにいて時々生きてい

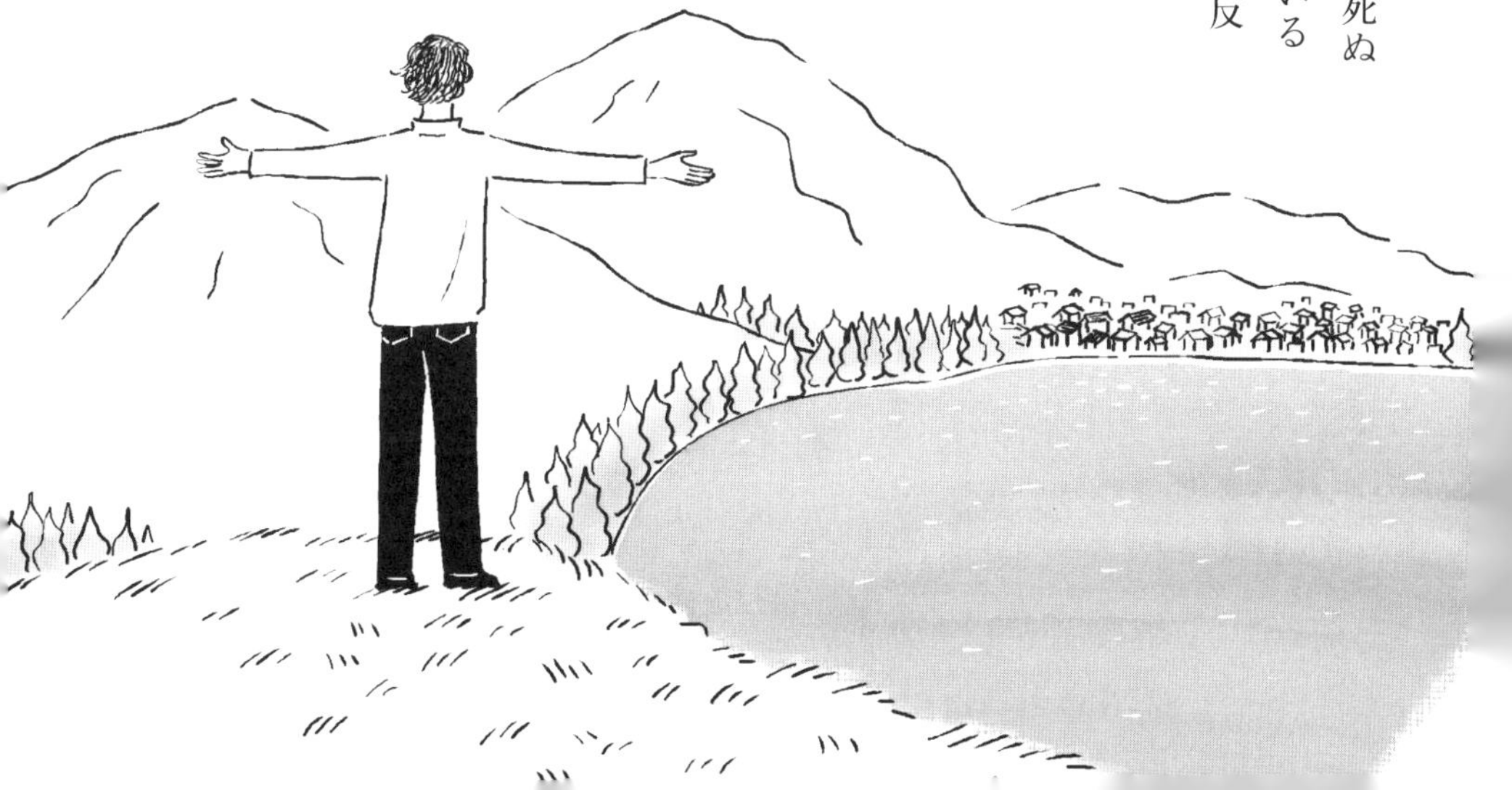

る人と関わる、そういう世界観が日本人の無意識的な感覚としてあるということです。日本人は無宗教ですとよく言われますよね。「私は創唱宗教の信者ではありません」ということを指して無宗教です、と言うし、宗教嫌いとかもよく言われます。でも、広い意味での宗教はもう少し日本人の生活の身近にあるものです。

たとえばお盆に実家に帰ったり、お墓参りに行ったり、あるいは地域によっては家を作るときとかに地鎮祭をやったり、そういうご先祖さまと交流するような行事はみなさん経験しているのではないでしょうか。こういう習俗として扱われてきたことは、もともと宗教性を持ったものに由来しています。なので、実は結構身近なところ、私たちがいわゆる「宗教」と思っていないようなところにも、死者やご先祖さまとの交流という宗教性を持った営みがあるということです。

日本の宗教観は歴史の流れを考えると、中世はかなり霊性に近いものが強かったのが、近代になってかなり世俗的なものが強くなってきました。でも、最近震災やいろいろなことをきっかけにまた霊性が盛り返してきている。つまり人々の中で何か霊的なものへの求めがある。今はそういう時代かなと思っています。そんな時代に臨床に関わる自分の実感としても、死に向かう人と関わるときは、いつであれ自分の宗教観が問われているように感じます。

孫 今おっしゃったことを少しだけまとめると、基層宗教としての自然宗教、古来より日本人が抱いてきた死生観も宗教であるし、何々教というのは創唱宗教だという意味で言えば、広い意味での宗教は死生観みたいなものも含まれる。全ての医師が実はそういうところに向かい合わされるのではないかという話ですね。

井口 そうですね。具体的な答えがないなかで、そういった経験をみんな実はしているわけです。海外の医療現場などではチャプレンが聖書を読んだり、医師も一緒にお祈りしたりする場面も見かけたことがありますが、日本ではあまりそういうのは一般的ではないですよね。だからといって何もしていないわけでもなく、実は心の中で手を合わせたりしているかもしれない。一人ひとりが手探りでそれぞれなりに向かい合っている、向かい合わざるを得ないと言ってもいいのかなと思います。

終末期の患者さんに関わるときは、ご本人もご家族も悩むし、結構私たちも悩みます。長く通っていて関係のできている方だと、患者さんが亡くなったときに自分もショックを受けたり、時には関係の中で医療者側が傷ついたりすることだってありますよね。いろいろなことがそこで起こってくると思います。そういうことはみんなケアというものさしと宗教性を持って関わらないといけないのではないでしょうか。

最近はスピリチュアルケアの専門職養成も始まっていて、とても大事な取り組みなのですが、一方で医師として誰にも任せられない部分があって自分たち自身が問われる点もあると思っています。

学ぶ機会のないスピリチュアルケア

孫　井口先生は現在、在宅医療に主に関わっておられますが、臨床の現場で日本人の宗教観を感じるときはありますか。

井口　すごく人によってしまうのがこういった話ですが、患者さんと話をしているときに亡くなったご家族や、もう会えない人、失われた記憶というものがいろいろな形で浮かび上がってきたり、出てきたりすると感じることはありますね。お話を伺っていて、生きていくこと全部がいのちのつながりの中にいるような感じを受ける方はやはりいらっしゃいます。もちろん創唱宗教の信者さんもいらっしゃるし、そこは本当に多様ですが、死を前にした時期は、ご本人もそうですけど、ご家族も深いレベルでの苦悩を抱えていらっしゃることが多く、そういうなかで出される言葉はときに宗教的な、生と死の深いところに触れている言葉のように感じることが結構あります。

孫　多くの医師は、死にゆく方を看取るときにどうしてもそういう患者や家族の言葉に触れると思います。たとえば魂の存在とか、生まれ変わり、輪廻的な、あるいは来世でもいいですが、そういった言葉が患者から出たときに、医師としてはどう答えればいいかは医学部では一切教わっていないと思います。先生はそういうときにどのように対応していますか？　今の状態に至った経緯であったり、最初からそうだったのかなどをお聞きしたいのですが。

井口　最初はたぶん小手先の答えを出そうとしていた気がします。具体的になんと言っていたかはよく覚えていないけれど、天国に行くのかなとか、その場をしのぐための答えというか、口先だけで言っている答えだったと思います。

　お医者さんは全部わかっている人であるかのように振る舞うことを期待されたり、求められたりするところもありますよね。だから何か答えなければいけないみたいな気持ちにかられて、その場をしのぐための言葉を言っていたのではないですかね…。経験の浅かった頃は、この人は死を受け入れてないのかな、などということも思ってしまったりしていました。

孫　そういうときに何をどう答えたらよいかについて、井口先生は研修のときに教わったり、他のお医者さんなどと議論したりしたことはありましたか。

井口　孫先生も研修されていた川崎市立井田病院の宮森《みやもり》正《ただし》先生から学んだことが大きいです。そのときに印象に残っている患者さんが一人います。その人はものすごく生きていたい人で、治療が不可能となってもまだまだ治療を模索するような感じの方だったんですよね。当時、経験が浅かったこともあり、何でこの人は死を受け入れないのかなというようなことを何かの拍子でポロッと言ったときがありました。そのときは私もキューブラー・ロスの死の受容の5段階を表面的に理解して、受容イコール治療目標のような感じに考えてしまっていたこともあって、そういうことを言ってしまったんだと思います。

そのとき宮森先生に、「生きるってそういうことじゃないんだよ。そんなきれいなことじゃないんだよね」と言われたんですね。ずっとそれは何となく心に残っていて、そんなきれいなことではない、では何だろうなって思っていました。でも、たしかに生きていれば、自分自身もいろいろな経験、時にはそんなきれいごとではすまない経験をするわけです。そうなったときに、あ、たしかにきれいなことではないなというのが何となく実感を伴い、その先生の言葉が何年も何年も経ってようやく腑に落ちてわかってきたようなところがある気がします。

医療専門職はいろいろなことに答えを出すことが求められる仕事なので、みんなどう答えたらいいかと思ってしまうし、なにか気のきいたことを言いたくなってしまうと思うのですが、実際、看取りにあたっての関わりのなかで、これを言ったらいいっていう答えはないのだと思います。

自分自身も、だんだん臨床経験や人生経験を積んできて、その過程でグリーフケアなどを学んだことも影響して、何を答えるかではないのだな、言葉がたとえ拙くても伝わるときは伝わるし、逆にすごい技巧を凝らしたすばらしい言葉を送ったとしても、そういう気持ちでなく言っていたら全然意味がないのだな、結局、生身の自分が全部伝わっているのだな、と感じるようになりました。

そうしたらその場をしのぐ答えは、大事といえば大事だけれども、そこがちょっと変わったからといって何か意味が大きく変わるものでもないのではないかと思うようになりました。普通みんなそんなきれいにいかないものだよねという、そこに自分の立ち位置をもう一度置き直すことが、その問いに大きく左右されなくなったきっかけのような気がします。

医師としてのトラウマ

孫　先生も井田病院で研修されていたんですね。井田病院の宮森先生は特別な先生というか、なかなかああいう先生には出会えないと思います。宮森先生を見ていると、先生の姿勢や患者さんへの語り掛け方や表情などが全部こちらの学びになっていて、井口先生が言われたような、掛ける言葉の内容ではなくても、そこに佇まいとして居て、その存在で相手を支えてあげる。そういうケアを宮森先生が教えてくれたように思います。

私の経験を紹介すると、某病院で研修中に末期のがんの方がいたのですが、その方はある宗教を信じておられたんです。ベッドサイドに私が１人で行ったときに、枕元に置いてあったその宗教のお経みたいなのを見て、これ何ですかと聞いてしまった。そのときあまり説明してくれなくて、私はさらに質問してしまったので気分を悪くされてしまったようで、その方との関係性が少し悪くなってしまいました。その後、私が訪室すると、あまり話もされない感じになってしまったんです。

その雰囲気を私も感じたのですが、何とか挽回したいと思い、患者さんの手に触れたりして、できることがあったら言ってくださいと伝えたら、女性の患者さんだったのですが、「私は男の人に触られるのはあまり好きじゃないの」とか言われてしまい、これはもう結構嫌われたなというのがわかった。さらに、上の先生経由で担当を代わってもらいたいと言われ、要は担当を降ろされてしまったんですね。私はそのときに非常にショックだったのですけど、そのことを上の先生に打ち明けられず、たとえば「自分のどこがいけなかったのですかね」と言って振り返ればよかったのですが、変にプライドが邪魔して、それを周りに言えなかったんです。

井口 それはショックですね…。

孫 その後、その方は亡くなられてしまったのですが、今振り返ってみれば、その人のなかの非常にデリケートなところに土足で上がり込んでいったような振る舞いをしたなというのが理解できます。

その方との経験で強烈に学んだことがあり、1つは宗教観や死生観といった非常にデリケートな部分では、相手の思いをきちんと配慮しながら、慎重に接していかなければいけないということです。もう1つは死の不可逆性です。もう亡くなってしまったので、その方に対して嫌な思いをさせたまま亡くなっていってしまわれたという後悔が強烈に残りました。

その方が亡くなる前に、和解なり、自分の印象を変えたかったというのもあるのですが、当たり前ながら死は不可逆的な出来事なので、死というのはそういうものだなと思うしかありません。残念ながらその方には適切な接し方ができないままで終わってしまったのだけど、それを活かして今後は、そうした悔いが残らないようにしなければと、ことあるごとにその方のことを思い出しています。

井口 研修医時代はみんな何かしらそういったことはありますよね。最初から完璧な臨床ができる人はそんなにいないと思います。

死者と生者の継続する絆

井口　大学院の研究で在宅医療に関わる医師の死生観に関してインタビュー調査をしていたのですが、患者さんの死に関わるなかで悔いが残った経験をしている先生は結構いらっしゃいます。時にはそういう経験が人生や進路を大きく変えるきっかけになったりしています。そういう話を聞いていて感じるのは、患者さんが亡くなってしまったからといって、もういなくなってしまったその人との関係性が全部終わってしまうわけではないんじゃないかということです。あの人だったらどう言うかなとか、もちろん同じ患者さんではないから同じことはできないのだけれども、あの人のときにこうだったから気をつけようとか、そういうことってありませんか？

先生の今の話も、かなり傷ついたでしょうし、辛い経験だっただろうなあと思います。死の不可逆性ということを考えると、もう取り返しがつかないことをしたという感覚もあるでしょう。

一方で、私は先生とその方との関わりは本当にそのときに終わってしまったと言っていいものなのかな、とも思いました。今もずっと覚えていて他の人にはそんなことがないようにと意識されていたり、こうした場でお話ししてくださっているということをどう考えるか。先生とその方との関わりは、担当を外れたとか亡くなられたとかですべて終わってしまったわけではなくて、今もずっと先生に影響を与え続け、ひいては私やこの対談の読者の方にも影響を与えているという見方もできるのではないかと思います。

こういう問題はグリーフケアの文脈で論じられてきました。亡くなってしまった人とのつながりを切り離して、忘れていこうというのがフロイト以降の悲嘆のケアの方向性なのですが、その後、死者への思いやつながり、悲しみを抱えて生きていくという方向にシフトしつつあります。

こういう死者との関係というものは、臨床的な場面でも全くないとは言い切れないことのように思います。私たち医療者側も変化し、成長していくわけですが、時にはいなくなってしまった人たちが記憶のなかでずっと教え続けてくれていたりするという面もあるのではないでしょうか。私にもそういう患者さんは何人もいらっしゃるし、未熟な対応をした当時の自分を思い出して、幼稚だったなあと思うようなこともいっぱいありますが、忘れないで振り返っていくことで出会いなおし、関わり続けられるのかなと感じることがあります。

孫　当時は亡くなってしまわれたという不可逆性が非常に重たくのしかかってきて、取り返しのつかないことをしてしまったという思いが結構あり、医師としての罪悪感みたいなものがありました。ただ、自分の中でその方が生き続けていて、自分の中では徐々にその方に対して、どこが不適切だったかとかいうのがわかってきたので、自分の中でのその方との関係性が変わってきているような感じがあります。それは一種の死生観に近いと言えるかもしれません。家族などが亡くなった後、生きているうちにこれができなかった、だけど死んでしまったから終わり、みたいな罪悪感が出てくると思いますが、徐々に記憶のなかで生きている方との関係性が変わってくるというのと少し近いかもしれません。そういう関係や存在については可逆的と言えますね。

井口　先生が患者さんから拒絶されるような経験をされて、医師だからといってなんでもかんでも踏み込んで聞き出せばよいわけではないこと、人には簡単に触れられたくないこともあると知り、慎重になられたというのは重要な経験でした。不快な思いをさせてしまったであろうことについては問われ続けなければいけない面もあるでしょうし、おそらく先生はこの患者さんのことをずっと内省しつづけるのではないかなと思います。そういったプロセス自体が先生の死生観を深めてゆくことでもあるはずです。

ただ一方で、ここらへんがバランスが難しいところですが、宗教的なことに触れてはならないと定式化してしまうのもまたちょっと危うい気もします。視点を変えたときに本当にそれが取り返しのつかない不可逆的な間違いだったのかというと、それはちょっとわからないところがあるようにも思います。

信仰のことやこういう深い水準の価値観というのはなかなか話しにくい微妙な話題でもありますが、相手の生きている世界を理解しようとするうえで他に代えがたい意味を持つことでもあります。論理的な説明を求めて単純化しようとせずに、その人の世界を謙虚に丁寧に聞いていくというのも時には必要なのではないかとも思います。私はこういう話題が出てきたときは、ちょっとモードを変えて、その人の中からあふれてきたものを一緒に大切に眺めて感じさせていただく、みたいな感覚でいます。

医療の論理ってグリーフなどの繊細な話題を扱うときには、がさつなものになってしまうことがあるので、情報収集とかいって踏み込むことの侵襲については意識が必要です。ただ一方で、その方の内面を繊細に感じながら丁寧に関わってゆくことにもまた意味があるということは付け加えさせてください。

グリーフケア

孫　グリーフケアという言葉がここまでのお話でも出てきましたが、改めてご解説いただいてもよいでしょうか。

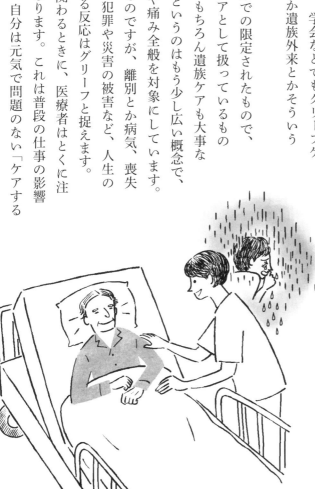

井口　医療者はグリーフケアというと、遺族ケアと捉える人が多いかなと思うんですね。学会などでもグリーフケアの発表となると、弔問とか遺族外来とかそういう話になりがちです。

　その捉え方自体は医学系での限定されたもので、死生学の領域でグリーフケアとして扱っているもののごく一部にすぎません。もちろん遺族ケアも大事なんですけど、グリーフケアというのはもう少し広い概念で、生きることに伴う悲しみや痛み全般を対象にしています。死別はたしかに代表的なものですが、離別とか病気、喪失体験、老い、挫折、孤独、犯罪や災害の被害など、人生の不条理みたいなものに関する反応はグリーフと捉えます。

　こうした問題のケアに関わるときに、医療者はとくに注意したほうがいいことがあります。これは普段の仕事の影響も大きいと思うのですが、自分は元気で問題のない「ケアする

人」で、「ケアされる対象」である相手を安全なところからケアしよう、と無意識に思ってしまうんですね。

ですが、グリーフケアをそういうふうに捉えると大事なところを見逃してしまいやすいかなと思います。グリーフケアというのは人の深い悲しみや痛みを扱います。これは、ケアする人、される人という一方通行の関係性で扱えるものではありません。自分もまた人生経験を通して時に傷つき、痛みを抱えながら生きてきた、言ってみれば弱い存在であることをまず認め、その経験をケアされることを通して学び、ケアしケアされながら関わっていくという、ケアの相互性みたいなものが重視される営みでもあります。

多様化する死生観

孫　患者さんの死生観に寄り添えるようにしていきたいのですが、医師自身がそういうものにどう対処していくのか、これまでまったく教わったり学んだりする機会がなかったけれどもそれでいいのか、というところを少し考えていきたいと思います。先生は死生学を専門に学ばれていますが、そういう学びは広くいろいろな医師に学んでもらったほうがいいと思いますか。

井口　そうですね、死生学は多くの医師に学んでもらえるといいだろうなあと思っています。ただそれは、座学として知識を増やすこととはちょっと違う学びになります。どうしても医療者は武器を増やすみたいな感覚で知識と付き合いがちですが、さっきも申し上げたようにグリーフケアというのは自分自身の痛みや傷つきをまず認め、そのうえでともに無力な存在として他者と関わることがその根本にあります。

死生学という領域は、自分のスタンスを変えずにただ知識を増やすみたいな姿勢では一番大事なところになかなか接近しにくい性質がある、ということは留意したほうがいいかもしれないですね。自分の臨床も死生学を学んだことで変わったのはすごく感じています。しかしこういう領域は医療がまさに避けてきたザ・非科学的な領域なので、学ぶといっても怪しさとのバランスがとても難しい領域でもあります。

人の病とか、老いとか、死とか、そういうどうしようもない苦しみに対する苦悩、人類学ではサファリング(suffering)などと言いますが、そういったものがまずあることを知るのが重要だと思います。

そしてそれは決して近代科学や合理的な判断だけで何かできることではないということ、要するに世の中には解決しない問題もあるのだということをまず知っておく。医療者って、解決することを求められがちなので、つい原因を探って解決したくなるんですけど、そもそもそういう問題ではない領域もあるということです。

そして、人はぱっと見によくわからないこともときにするものだ、でもそのときのその人なりにちゃんと理由があり、それは死生観など言葉にしにくい深い価値観も関係しているのだというような感覚を持つことで、関わりの質が少し変わるのではないかなと思うことはあります。

孫　お天道様や自然に手を合わせて感謝するという、先生が最初に言われた自然宗教みたいなものは、パソコンでいうＯＳ的にわれわれの中に入っていて、私たちの行動様式にも影響を与えていたりする死生観ですよね。死んだら土地に帰っていくとか、自然に帰っていくとかというのを何となく日本人は信じているところがあるからそういう考えも生まれると思うのですが、そういうところを医者は語りたがりませんよね。今おっしゃったように非科学的で、まず医学の対象ではない。

しかし、そういうことをあえてしっかり語ったり、たとえば柳田國男や折口信夫の本から学んだりすることは非常に大事なことだと思うんです。

井口　古典に触れて学ぶことは本当に大切ですよね。ただちょっと少し補足をさせていただければと思うのですが、たしかに今は宗教的なものへの関心は高まってはいる時代なんですけれども、だからといって基盤信仰みたいなものが完全に盛り返しているというわけではないんです。現代日本人の死生観＝基盤信仰と言いきれるかというと、そういうわけではない状況です。基盤信仰の前提となるイエ制度も壊れてきていますし。そんななかで、みんながさまざまな形でそういった深いものとの関わりを模索しているのが今の時代の状況かなと思います。

もちろん創唱宗教的な意味での宗教も重要なのですが、大きな流れが2つあります。まず癒しを志向する動きで、ポピュラー文化に乗ったスピリチュアルな言説や自己啓発セミナーなどがあります。自己啓発本とかパワーストーンなどはよく見かけますし、たとえば江原啓之《えはらひろゆき》さんなども有名ですね。

もう1つ最近出てきた流れとして、痛みや苦しみを抱えながらともに生きていこうという方向性の動きがあります。さっき話題になったグリーフケアへの注目もその1つと言えます。アルコホリクス・アノニマス（Alcoholics Anonymous：AA）に代表される自助グループ、遺族会などもこの動きのなかにあると言えるでしょう。

いろいろなものが混沌としている時代の中で、みんなに共通する1個の答えがない。日本人の死生観イコールこれこれです、というものはどこにもないんですね。では基盤信仰に戻ればいいかというと、そうもいかない。それを支えた社会の構造も変わってきている。それぞれが自分たちなりにつくっていかなければいけない、考えていかなければいけない。

今、死生観というのはそういう意味ですごく多様化しています。それぞれが手づくりでつくっていくという面があって、医療者はそのプロセスに職業柄わりと関わることが多い。その時に、関わる「構え」みたいなものが大事だと思います。

患者さんに、自分は医者だからあなたの死生観を一緒に考えてやるという態度ではやっぱり問題がありますよね。かといって、患者さんが答えの出ない問いに自分なりに向き合っているときに医療者が何も考えていなければそれはそれでつらくなってしまいます。

医療者も自分の死生観を考えていないと、人が考えているそばにとどまることは難しいです。逆に自分の考えが強すぎて、死んだら絶対天国へ行くから大丈夫とか、何か強いものを押し付けてしまったりしてもまたよくないわけです。自分なりの死生観を考えつつ、それをちょっと脇において謙虚に関わるということが必要かなと思います。

死生学のすすめ

孫　そういう意味では、死生学という学問を医師が学ぶというのは非常に中立でいいかなと思います。先生がおっしゃられたように、医師自身の宗教性が強く出てしまうと患者は引いてしまうかもしれないし、偏りの問題などいろいろと難しさが出てくる気がするので、学問としての死生学からそういうスピリチュアリティの問題であったり、実存であったり、生きているということの意味を考えていくとよさそうです。人間だったら誰しもぶつかる問題であって、死を意識した病の人であれば当然ぶつかっているので、全ての医師がスピリチュアリティについてある程度学んだほうがいいのかなと思います。

井口　そうですね、単なる座学の知識だけではない広がりがあるのが死生学ですが、プライマリ・ケア系の医師の、自己省察を中心とした振り返りは、そういった学びにつながりがあって寄与するところも大きいのではないかと個人的には思います。

孫　若い医師たちでも、患者さんの死には日常的に接していると思います。ただ、それが病院という患者さんにとってはアウェイの場で、患者さんが生きてきた文脈がはぎ取られたような、医療者にとってのホームの環境で死を見ているので、死にゆく人のいろいろなものをすくい取れない部分がけっこうあるのではないかと思います。そういった点は死生学を学ぶことで豊かになるのではないでしょうか。

　そのようなスキルは経験とともに変わってくることが多いと思うのですが、人の死に接したときに、死に関する感情や苦悩といったあれこれを引き受けるのは医師として負担が重いと感じる人も多いかもしれません。ですがそういうところに対する感性が豊かになったほうが、患者の死に接することにやりがいが出て、対処しやすくなってくるという見方もありますよね。先生の論文『死生の悲しみをわかちあう』[2]もそうした見方に基づいていたように思います。その辺についてはどうでしょうか。

井口　病院で死を見ること自体が、患者の文脈をはぎ取ることで成り立ってきた面もありますよね。

少し理論的な話になるのですが、タルコット・パーソンズという、医療社会学をつくった社会学者がいます。この人が、病人にも社会的役割があるということを指摘しました。病人の役割というのはちょっと奇妙に聞こえるかもしれませんが、病人に対してなんらか振る舞うのがよいという社会からの期待はありますよね。ある文化では、家から絶対にでないことを期待されるかもしれないし、別の文化では病気を隠して普段通りに振る舞うことが期待されるかもしれません。疾患に関係なく、病人に対して社会から向けられている役割があるとしたのがパーソンズです。それに呼応して医師にも社会的に要請されている役割がいくつかあります。その中で感情中立性、つまり感情的に中立に関わること、あるいは限定性、つまりヘルスケアに限定することだけに関わること、そういうことによって医師への特権が与えられ認められてきたわけです。それを可能にする装置として病院という非日常的な舞台がつくられています[3]。

　生身の人間が、人が亡くなっていくことに付き合うのはすごく重くてきついことで、それは医師であっても一緒です。だからこそ、関わりを健康問題に限定し、非日常にしないと感情的にフラットにやっていけな

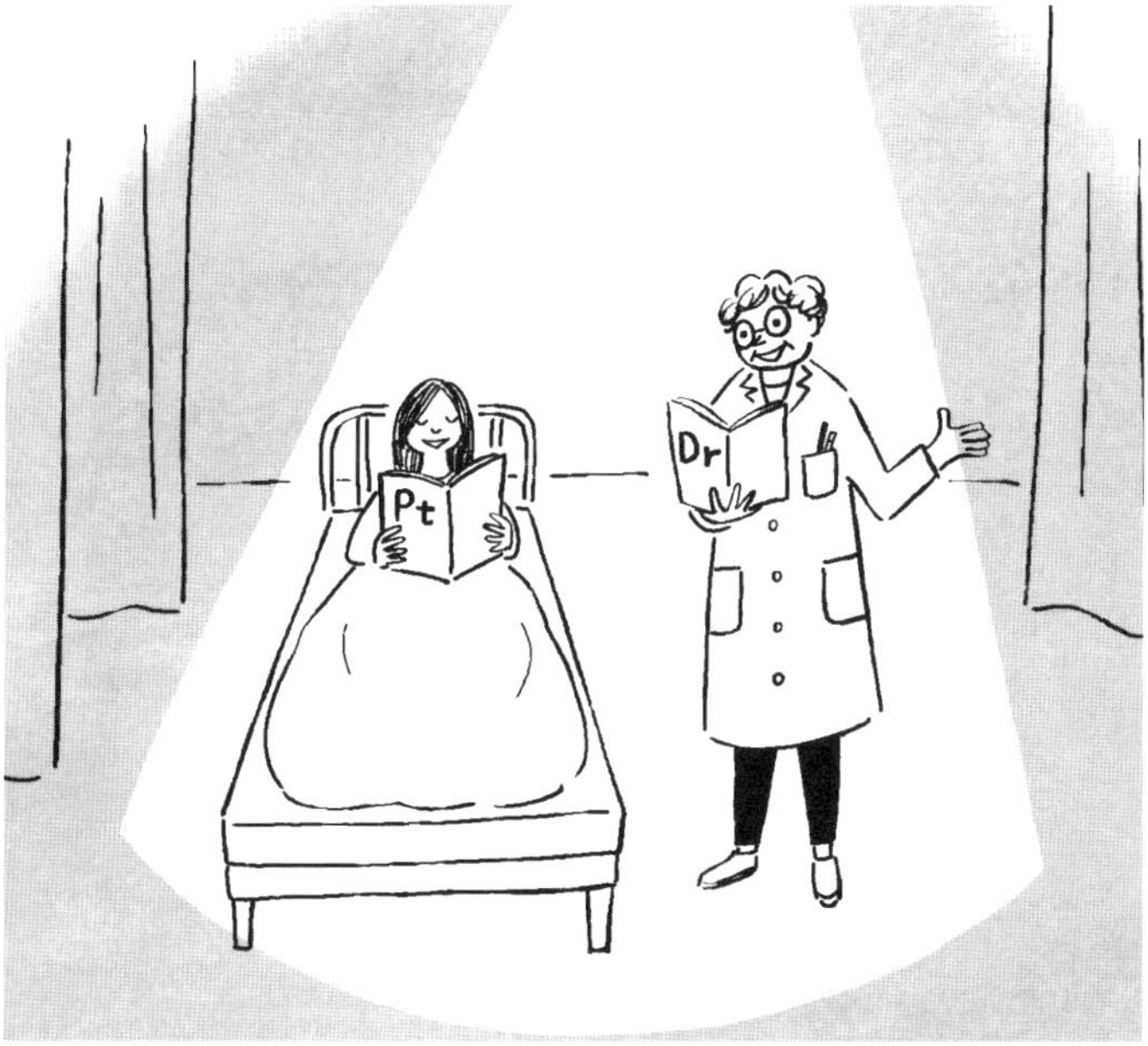

い、というのがもともとあって、それを前提に病院での医療が成り立ってきたということでもあります。

だけど一方で現代日本で医療専門職として働く私たちは、患者の文脈に少しでも近づこうとしながら死に関わることを、当然のように引き受けているわけですよね。人の生死に関わるということは本来とても大変なことで、関わり方を限定しないと関わりきれないわけです。でもやはりそれだけだと問題がある、だから医療専門職もヘルスケアの枠組みにとどまらない関わりが求められ、自分達でもその役割を引き受けようとしている。とても矛盾した役割を抱え込まざるを得ないのが現代の医療専門職ですが、とくに死を前にした場面ではこの難しさが現れてくるように思うのですね。

ここからは私が研究の中で考えてきたことで紹介していただいた論文にも書いたことですが、そういう状況で医療者が何をよりどころにするかというときに、ひとつのあり方として、死者や、もう会えない人たち、失った人たちとの絆であったり、あるいは患者さんとの双方の承認であったり、そういったことからパワーをもらっているというか、そういったつながりの中に自分を置くことで前に進んでいけるというところがあるのではないかと思います。

死を前にした方と関わるしんどさ、重さに関して目をふさぎ続けたら、もうどんどん文脈をはぎ取っていくしか手はなくなってしまうと思うのですが、そうではなく、そこに飛び込むというか、逆に感性をもっと豊かにして感じ取っていく。そのときには知識はすごく力になるので、そういった意味でも死について考えてみるとか、感じてみるとか、一人ひとりの死に関して患者さんにも丁寧に関わっていく。そういうことがなにかつながりを生み出し、支えになっている面もあるのではないかと今は思っています。

孫　死者との関係性を考えるというのはすごく意味深いですよね。現代社会に対する哲学者たちの批判でも今は生者中心の社会になっていて、死者の権利が忘れられた、死者がぞんざいに扱われがちな社会だという話があります。たとえば、COVID-19が蔓延したヨーロッパにおいて、死者が棺桶にも入れられずに葬られるような現象のことです。哲学者のジョルジョ・アガンベンは、「社会的な生」を剥奪された現代の人間のあり方を「剥き出しの生」として批判しており、パンデミックがそれを促進させたと主張しています[4]。生きていることにみんなフォーカスしているので、死者へのまなざしが希薄になっているということが社会全体としてはあるのかもしれません。そのなかで医者は死者に接する特殊な職業の1つであり、そのなかで死生観、死生学がますます存在意義を増しているなという気がします。

井口　死者との関わりの問題は、民俗学や政治学など人文社会科学のいろいろな領域で語られ始めています。もしかしたら、パンデミックという、不条理な死に社会が覆われる経験を通して、死者との関わり方が再編されてゆく可能性もあるかもしれませんね。

臨床宗教師が生まれたからこそ医師がやるべきこと

孫　東日本大震災の後にスピリチュアリティの問題がまた注目されてきて、被災地や医療現場で心のケアを提供する臨床宗教師会が組織されました。２０１８年からは認定資格制度もスタートされています。そのあたりについて先生はどのように捉えていますか。

井口　東日本大震災では被災地の人たちはもちろん大きな苦しみを経験することになりましたし、同時に被災地以外のところにいた人たちも集団的なグリーフのなかにいて、みんな少しずつ傷ついていたのではないかと思います。当時、宗教者の方々がすごく力を発揮していて、あのときに儀礼の意味や宗教者の意味など、いろいろなことがもう一回見つめ直された部分もありました。臨床宗教師の方々の育成もかなり進んでいると聞いていて、私も研修をお手伝いさせてもらったこともあったりして、注目すべき取り組みです。

ただ、そもそも死生観やスピリチュアルなことは誰にどこで語られるかわからないし、明確な形で語られるかもわからないものです。普段のちょっとした関わりのなかでもそういったことは問われていると私は考えています。医療者側が、「あの人、スピリチュアルペインを抱えているっぽいから臨床宗教師の方にお願いしちゃおう」みたいな分業に陥ってしまうのだとしたら、それはちょっと危ういなと思っています。専門職ができたからこそ、なおさら自分たちも勉強してそういった解決できない問題へのリテラシーを高めないといけないのではないでしょうか。

専門職のみなさんがより深いところのケアという場面で力を発揮していただけるのはすごくありがたいことです。一方で、人が生きることにまつわる問題は全部つながっているので、今日この場ではスピリチュアルケア専門職がきたのでスピリチュアルなことだけ話します、今日は医師がいるのでバイオメディカルなことだけ話します、というわけにはいかないと思うんですよね。

体の症状を話すなかにもスピリチュアルな苦しみや心理的な苦しみが出ていたりすることはたくさんあるので、スピリチュアルケアの専門職が育成されているからといって、医療専門職であるわれわれがスピリチュアルペインや、死生学や、宗教的なことを「自分たちは無宗教だから考えなくていい」と別枠に置いて、そこに押し込めて見ないふりをするようなことはしてはいけないのではないかなと思います。

孫　おっしゃるとおりですね。医療においても社会的問題に関してソーシャルワーカーに丸投げして終わりというのはあり得ないのと同じですよね。人間の多面的なところを扱うのが医師という職業の特徴でもあって、専門分化しても、人間に接するというところが基本にあるのだなと思いました。病院中心の医療になったのはたかだかこの200年ぐらいで、その前はコミュニティの中に医師がいたので、もう少し患者の生活の場に近いところで患者と文化を共有しながら診ていた時代は、もう少しスピリチュアルなところも医師が自然にみていたのかもしれないですね。

マクロで考える死生観

井口　社会のなかでの「死」のあり方は時代の変遷で少しずつ変わってきています。トニー・ウォルターという死別の社会学をやっている研究者がいて、その人の議論が参考になるのでちょっと紹介しますね[5]。

近代以前は、そもそも医療がそんなに発展していなかったこともあり、死は基本的には宗教の問題として扱われ、医療者はすごく宗教者に近い存在でした。これは「伝統的な死」と言われます。近代になると科学的価値観がどんどん主流になっていって、死は病院のものになっていきます。「モダンの死」です。

それを踏まえて今をどう捉えるかという問題が出てきます。今を、皆が共通して持っている大きい物語が崩壊して近代が終わったあとの時代、ポストモダンの時代だと捉えるか、近代が形を変えて残っているレイトモダン（後期近代）だと捉えるか。

ポストモダンの死では、自分らしい死が重視されます。死にゆくプロセスを自分らしく過ごせるように考えること、自分らしい葬儀を生前から計画することなどはそういった死のありようの現れです。一方で、レイトモダンの死では、一見自分らしく選択しているように見えて、実は洗練された形で医療者が管理することが求められたりします。老衰やがん末期の患者さんなどには回復の見込みの乏しい延命処置よりも自然な最期をなどという説明がされることがありますが、これもやんわりとした管理の一例といえるでしょう。

死生観などの話は、ついつい田舎はよかった、昔はよかったというふうになりやすいのですが、もうそういうものではなくなってきており、今はそれぞれの自分らしさを求めていくポストモダンな死と、そうは言ってもある程度は管理してほしいというレイトモダンの死のせめぎ合いのなかに私たちはいます。そのなかでどうしていくのか、医療者としての関わり方は何だろうというときに、もう少し歴史的な視点も勉強しておいてもいいのではないかなという感じがします。

孫　そういう歴史的な視点も踏まえるとすごく整理がいく感じがしますね。日本人の死生観について先生が書かれた歴史的変遷の論文[1]はとても面白かったです。医学生の頃から非常に近視眼的な形でしか私たちは医学や医療を捉えていません。死生観というところでは何千年と連綿と受け継がれてきたものもあって、そこを俯瞰して見ていくのはすごく重要だと思います。

井口　私も大学院に入ったときは歴史について全然わからなくて、近視眼的なことしか考えられなかったのですけど、大学院の先生にも、歴史はとても大事だといって指導されていくうちに、本当にそうだなと思うようになりました。歴史の大きな潮流のなかに今があるので、ポイントを一部切り取って何か話せるものではありません。医学部で大きくコマを取って教わる科目ではないのかもしれないけれども、大事なことではないかと思います。

医師は死生学をどう学ぶべきか

孫　プライマリ・ケア、家庭医療や総合診療だと、緩和ケアやスピリチュアルケアも研修の一環として学ぶことが多い印象を受けますが、そこにさらに宗教や死生観、スピリチュアリティ、死生学的な学びを取り入れるために、先生から何かご提案はありますか。

井口　そうですね、これをやればいい、みたいな簡単なものではないのですが、大きく3つくらいが考えつきます。

ぱっと思いつくこととしては、事例ベースでの振り返りですね。これは医療者にとっては一番親しみやすいのではないかと思います。事例から話せることは大切なことがたくさんあります。事例をミクロに多面的に見ることはとても大事だし、とくにプライマリ・ケアだと自分がどんなケアをしているのかをきちっと振り返りをしていくことが、自分を問うという意味でも大きな一歩になると思います。

一方で、さっきお話ししたようなちょっとマクロな視点で、歴史的な流れのなかに位置づけるのも大事だろうと思います。人って個人として生きているけれども、社会構造の中にいる面もあるし、歴史の流れの影響を受けている面も結構あるので、そういう意味でもマクロな視点は重要です。よくプライマリ・ケア医は、個人だけではなく家族や地域なども視野に入れますなんていいますけれども、そこに歴史の軸も取り入れると考えるとわかりやすいかもしれません。そういったものは事例からはちょっと距離を取らないと学べないところがあると思います。

そしてもう一つは、最初の事例からの振り返りの話ともちょっと関連しますけれども、より深いレベルで自分の内面を見つめ直すということですね。さっきグリーフケアや死生観の話でもそういうことを話したと思いますが、死生観を考えることっていうのは自分自身の深いレベルの価値観を問われることでもあると思います。死生学はただ知識を増やすというだけでなくて、それを触媒にしながら自分自身の価値観を明らかにし、自分の感情を見つめ、それを脇に置きながら他者と関わるというところまで射程に入れた学問です。それは必然的に自分自身のありようを大きく変えることになると思います。

これはグリーフケアやスピリチュアルケアの実践の核となるところで、個人的には全ての対人援助職に必要なことだと思うのですが、さまざまな傷や痛みを抱えながら生きてきた自分自身をまず振り返り、自分の傷を癒やしておくことはやっぱり必要不可欠なことではないでしょうか。死に代表されるような深い苦しみというのは本人の中だけにとどまらず、否応なく周りの人を巻き込んでしまう面があります。そのときに、自分の傷をまず癒やしておかないと、そこに巻き込まれたときに反射的に自己防衛をしてしまい、結果相手をかえって傷つけてしまう、といったことになりかねません。自分の弱さも受け入れ、自分の価値観を把握しながら他者と関わる、これは知識で鎧をどんどん増やしていこうという方向性とは真逆で、防衛の鎧を外し、他者と関わるある種のしなやかさを身につけるということでもあります。

医者だから第三者で客観的に振る舞い、決して巻き込まれない、というわけには決していかないし、死を前にした問いかけに少なからず医師たちが困惑するのもそういったことの表れかなとも思います。死を前にした人に専門職として関わるときには、自分自身がまず十分にケアされていないと人をケアすることはできないんですよね。たとえば上智大学のグリーフケア研究所での傾聴者養成では、安全なグループワークの中で熟達したファシリテーターの助けを借りながら、自分たちの感情を見つめたり、自分の生育歴を振り返ったりしていると聞いています。

死生学を学ぶと一言でいっても、そういった複数の階層の学びが求められることになるので、それをどうやっていくか…これは難しい問題です。専門医とかそういうのとはまたちょっと違う、生きていればずっと考え続けなければいけない問いだと思いますので、生涯学習的な形でやっていくことになるのかなという気はしています。

孫　緩和ケア領域だと、スピリチュアル・ペインをどう扱うかみたいな研修を行うかもしれないですが、今回ずっと井口先生と対談していて思ったのは、患者の死に接したときにどう振る舞えばいいかということに戸惑いを感じている医師は結構多く、死生学や宗教学を学ぶニーズはたぶんものすごく大きいんじゃないかと思います。なかなか教育されないというか、学べる場が少ないというのは一貫して感じるところですが、多くの方が今後学んでいくべきなんだろうと思います。

井口　私自身もすごく大事なことだと思うので何年も学んできました。もともと振り返りとか、内省とか、そういったことに私たちプライマリ・ケア医は親和性があるので、決して遠い世界の全然あり得ない学びではないと思います。ここまでやってきたことを、どう臨床に返していくかは私もまだまだ考え中で、ぜひ孫先生のご意見もいただきたいと思います。

孫　1つ提案としては、死生学や社会学の用語、概念、そういうのが与えられると、われわれは自分が臨床で感じているのは、医療社会学とか死生学でこういうふうに言われていた概念だったのだ、というように腑に落ちたり、振り返りやすくなったりすると思います。だから死生学者の方を含めた振り返りの機会があるといいのかなと思います[6]。いま医療人類学の先生たちが結構近いことをやっていますね。

井口　さっき言った事例ベースの振り返りみたいな感じですね。今、医学教育学会でそういう部会があって私もメンバーになっていまして、行動科学や社会科学系の人たちと一緒に仕事していることもあり、考えることが多いテーマです。

医学とは異なる知のあり方

井口　孫先生は人文社会科学系のことをずっと学び続けていらっしゃると思うのですけど、そのときにご自身が臨床とつながるなと思うところは「概念」ですか。

孫　概念が与えられなくても、自分で振り返って、ここはこうすればよかったなというのはあるのですが、人類学の先生に、人類学的に見るとこういうふうに説明できるよと言われたときに、非常にしっくりきやすいというか、論理づけられるという感覚がありました。また違う光のもとに照らされるような感覚があったんです。それは1つすごくいい学びでした。

井口　なるほど。たとえば社会学だと「病人役割」とか、いろいろ概念があるわけです。そういった概念を医学の思考回路のなかで知ると、引き出しがすごく増えたような気分になるんです。それはとても大切なことなのは間違いないのですが、そもそもその概念との付き合い方自体が結構理系あるいは医学部の人と、人文社会科学系の人たちとの間で違いがあって、概念だけ切り出して持ってくることができるものではないということはやっぱり忘れてはいけないんじゃないかなと思うのです。

私が最近感じているのが、批判すること、されることのなかにあるということが、人文社会科学系の学問のなかでとても大事なんじゃないかなということです。批判といっても単なる否定とは違って、生産的な批判です。稚拙でもいいから自分で考えたものを文章に書いてみて、研究会などへ持っていったときに、いろいろなことを言われます。

これだったら、この人のこういう議論の文脈に位置づけたらもっとあなたの言いたいことは言えるのではないかとか、こちらからだけ光を当てているけれども、全然逆方向のこっちは見えていないのではないかとか、そういういろいろなことを言われながら思考を磨き上げていく。さらに投稿した学術雑誌の査読委員の意見も入れながら、言いたいことをよりわかりやすく書いていく。

そのプロセス自体が、自分の考えは自分一人でつくるものではないというか、いろいろな人に言ってもらいながらつくり上げていけるのだという感覚につながります。そしてこの感覚が人文社会科学を学ぶときにはすごく大事な気がしています。そして出来上がったものも、また学術コミュニティのなかで違う角度から批判され、さらによくなっていく。どんな概念も単独で不変のものというわけではなく、批判されて磨かれてゆくプロセスのなかにあることが大事だということでもあるんだろうなとも思っています。

科学的な第三者であろうというお医者さん的な考え方の枠組みや立ち位置はそのままで、診断基準のような感じで社会学などの概念を使うというのはちょっと要注意というか、危うさを感じます。

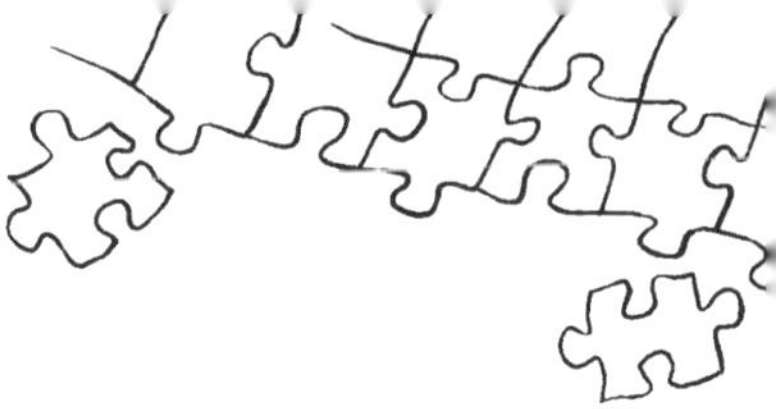

批判の中で磨かれていく前提で提示されているものって、そこだけ取り出してきて絶対的な真理みたいに扱うわけにはいかないんですよね。こういう知との付き合い方もお医者さん的、専門職的だなと思いますが、それ自体がある種の限界を持っているようにも思います。自分自身は死生学の大学院でそのあたりの思考の枠組みを作り替える必要がありましたが、そのプロセスではかなり苦労しましたし、まだまだ十分にできていないと感じています。かといって現実的に全員がお医者さん的な考え方を捨てるというか、それを書き換えるのは、そんな必要もないし無理な話だと思うのですが、その辺りはどう思われますか。

孫　おっしゃることはよくわかります。人文社会科学系の概念自体が唯一の正解を持たないものだし、医者は理数系的な考えが多いので、引き出しを増やすように概念をただインストールしても、それはちょっと違うのではないかというのがあります。振り返りなどは構成主義的な学びですが、そういった考え方や捉え方という姿勢自体が医師には欠けがちかもしれないですね。

だから知識としてはたしかに増えなくてもいいかもしれないけど、たとえば死をどう捉えるかとか、苦悩というものをどう捉えるかとかいうのは、そのように学んでいったほうがいいというのは1つで、その学び方とか、みんなで議論しながら構築していくものではないか、

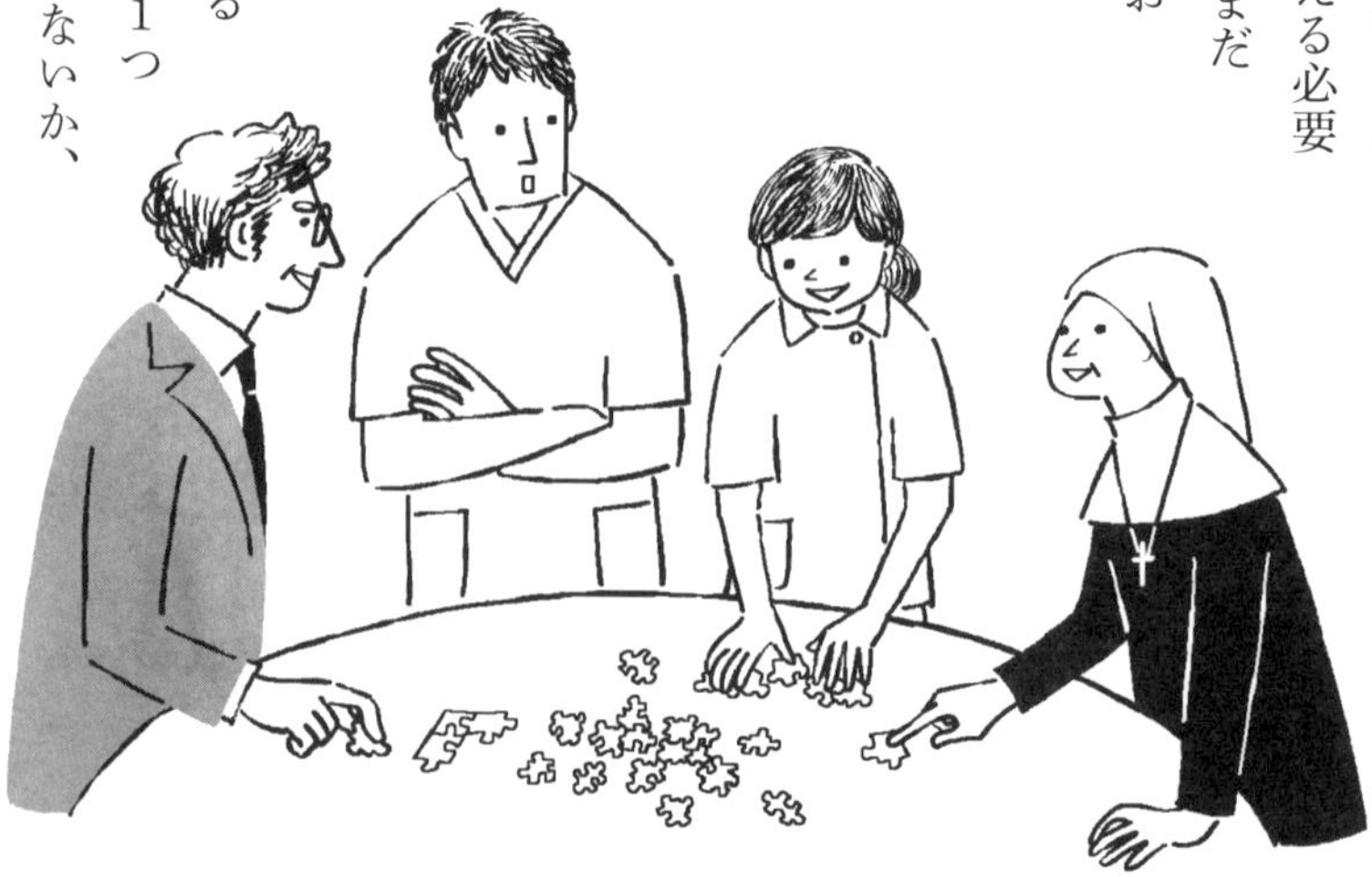

というところ自体を学んだほうがいいように思います。

井口　そうやって他の人と何かを構築していく「姿勢」自体に意味があって、死にゆく患者さんがいろいろなことを言ってきたときに、どう答えるかというところとつながっていくと思います。絶対の回答があるわけではないし、今の自分なりに頑張って言葉を伝えるしかない。それもまた対話のなかで意味が変わっていくし、自分自身も変わっていく。そういう姿勢のようなものがとりわけ死生学や看取りの臨床などの領域ではとても大事だと思っています。ただ、それを教えるというのは簡単なことではないとも思います。

孫　それが難しさの１つかもしれないですね。構成主義的な学び自体が医者は慣れてなくて、答えがほしい疑問ですし、業務で時間に追いまくられていると短時間で答えを頂戴みたいな感じになりやすいです。

井口　そうですよね。こういうことはじっくり時間をかけていかないとできないことだから、その辺はたしかに難しさにつながっていますね。人文社会科学系の知と医療の架橋ということは言われ続けているし、私も大切だと思っているのですが、構造的な問題も大きくてすごく難しいことだと改めて思います。

答えのない問いへの向き合い方

孫　脇道に逸れるかもしれないですけど、最近禅問答の本を読んでいたのですが、禅宗の中の曹洞宗のほうはひたすら座禅みたいな感じで、臨済宗のほうは座禅プラス師匠との禅問答を非常に重視するらしいです。禅問答自体が今言ったような答えのない問いを考えて、それを言葉や論理で考えるのではなく、自分の経験などに照らし合わせて非言語的な学びを得ることを重視したものらしく、そこに学べることも結構大きいなと思ったのですが、答えのない問いにぶつかったときのアプローチの仕方ですよね。

今井口先生が言われていたのは、いろいろな人とディスカッションしたり、批判したりするところでどんどん構築していくというアプローチが1つあるし、禅宗のなかでは、師匠から訳のわからない公案という問いを出され、それにただ口先や言葉先だけで答えると怒られるというやりとりを通して学んでいく。そういうのは少し近いなと思ったりしました。

井口　それはなかなか面白いつながりですね。

孫　禅問答も、なぜ訳のわからない問題を師匠が出すのかというと、仏陀の教えが言葉や知識では伝達できないからということのようです。悟りみたいな境地はなかなか言葉で伝達できなかったので、禅問答的なやりとりが考え出されたらしいです。

井口　たしかにそうですね。お坊さんの修行も、そういうところにアプローチするための身体的な訓練という側面がありますよね。何かわからないけど考え続ける。目に見える問題になっている間だけ考えて終わりではなく、何か問い続けるところが大事ですね。

孫　井口先生とはスピリチュアルケアの方向性や日本人の宗教観を考えることができました。対談の後半では医療者はどのように死生学などを取り込んでいくべきか深く議論することができ非常におもしろかったです。どうもありがとうございました。

参考文献

1 井口真紀子：日本人の死生観とＡＣＰ、緩和ケア、29（３）：２０４-２０７、２０１９
2 井口真紀子：死生の悲しみをわかちあう、宗教研究、95（３）49-74、２０２１
3 タルコット・パーソンズ：社会体系論、佐藤勉（訳）、青木書店、１９７４
4 大澤真幸、國分功一郎：コロナ時代の哲学、左右社、２０２０
5 Tony Walter : The revival of death. Routledge. 1994
6 Daisuke Son. Makiko Iguchi. Shin-ichi Taniguchi : Death education for doctors : introducing the perspective of death and life studies into primary care physician training. J Gen Fam Med. 22 (5) . 309-310. 2021

医療からこぼれ落ちるもの

プライマリ・ケア医
孫 大輔

×

融通念佛宗 僧侶
森田敬史（もりた たかふみ）

龍谷大学大学院 実践真宗学研究科 教授．2018年まで長岡西病院のビハーラ僧として患者・家族・スタッフの心のケアに従事してきた．現在は臨床宗教師の養成・継続研修に携わる．

孫　今日はお話しできるのを楽しみにしておりました。私は2000年卒の総合診療医・家庭医です。家庭医というのは地域の中で、住民のかかりつけ医として働く医師です。外来、入院から、在宅医療にも携わります。そのなかで看取りや緩和ケアにも従事しています。
今、緩和ケアの領域では臨床宗教師の方の役割が増えてきていて、今回お聞きしたい内容も重要なテーマだと感じています。
私自身は仏教哲学にも大いに興味を持っていて、個人的にマインドフルネスとか、ベトナム僧のティク・ナット・ハン師の本を読んだりしています。仏教は終末期だけではなく、人間のウェルビーイングの増進に役立つ部分が大きいのではないかと思っています。今回は森田先生の「ビハーラ僧の実際」[1]という論文を拝読して興味を持ち、いろいろお聞きできればと思いオファーさせていただきました。

森田　恐縮です。

ビハーラ僧の仕事

孫　最初に森田先生は、現在どんなことをされているのか、これまでのご経歴などを簡単に聞かせていただいてよろしいでしょうか?

森田　はい、現在は京都にあります龍谷大学の大学院、実践真宗学研究科におります。主に大学院生の研究指導をしていて、教育の現場に重きをおいています。
ご承知のように、2019年からの新型コロナウイルス感染症の影響で大学機関もかなり奔走させられまして、一時期はオンライン授業をしておりました。自宅からオンラインでつないで、画面越しに講義を受けてもらう状況でしたが、なんとなくやりにくさがありました。

なぜやりにくいと感じられるのかと考えたときに、私自身が２０１８年3月までは病院に勤務させていただいておりまして、いろいろな方々と対面で関わりを持っておりました。自分はそれをどこかで大切にしていたのではないかと思うのですが、それが画面となると一転して無機質な感じになります。表情は読み取れますが、空気感はなかなか感じ取れない。その辺で違和感ややりにくさを感じていたのではないかと思っています。

今、龍谷大学でも先ほどあげていただいた臨床宗教師という、心のケアの専門家といわれている宗教者の養成研修を行っております。現在、大学やＮＰＯ法人など9つの認定機関が研修を行っていまして、私もそのいくつかの研修に関わりながら大学でも専門職の養成に携わっています。

そこに至るまでは、長岡西病院に通算10年間勤めていました。5年間勤めて、1年間仙台にいて、また5年間勤めて、計10年という形です。

孫　1年間の仙台というのは？

森田　すごく特異な経歴を持ってしまったわけですが、その1年間というのは２０１２年度です。病院に勤めていた5年間の最後の年になりますが、２０１１年3月11日に東日本大震災が発災しました。そのあとに臨床宗教師の前身となるようないろいろなプロジェクトが動きだしたんです。それに招かれるような形で病院を辞めたといういきさつがあります。諸事情があって、もう一度病院に戻り結果的にはさらに5年間勤めることになりました。

10年間の病院と1年間の被災地での支援活動を通しての宗教者の実践、これが直接的には臨床宗教師の動きにつながっていきます。そのあたりのことはあとでお話しできればと思います。
現場に出る前は大学で心理学、大学院では死生学、サナトロジー（thanatology）といわれるものを学びました。私はお寺で生まれ育ったという経歴から、大学院で臨床死生学を学んでいたときにいろいろ思うところがありました。心理学と死生学をミックスしたような領域を考えていたとき、大学院の研究テーマのなかでスピリチュアルケアの考えに出会いました。そのころは霊的ケアといわれていて日本の特殊な宗教事情の中、なかなか日の目を見ない状況でした。机上の空論になってしまう理論的なものばかりではどうかなと思っていた矢先に病院に勤めるようなご縁をいただいたわけです。

孫　森田先生はお寺を継がれるお立場ですか？

森田　私の師匠である父親はおかげさまでまだ元気でおりますし、兄弟がおりますので、今私はお手伝い要員として入らせていただくぐらいです。僧侶の道からいえば、病院に勤めたり、教育現場にいたりしていますから変わり種です。ゆくゆくはどうなるかはわかりませんが、今すぐ継ぐという形にはならないと思っています。

孫　森田先生が務めたビハーラ僧という仕事について簡単にご説明いただいてもよろしいでしょうか？

森田　簡単に申しますと、「病院に居るお坊さん」となりますでしょうか。「休養の場所、気晴らしをすること、僧院または寺院」などの意味を持つサンスクリット語であるビハーラ（vihāra）の名をそのまま病棟名にしたターミナルケアの現場に居る僧侶がビハーラ僧になります。朝夕の勤行や仏教行事、患者さんが亡くなられた際に執り行われるお別れ会のような、仏教者としての働きはもちろんあります。けれども、多くの時間、病棟内をふらふらし「暇な人」に徹して、何気ないさまざまな身の回りのお世話を通じて構築する関係性を頼りに、患者さんやご家族、ご遺族の方々のお話に耳を傾けることに心血を注いでいました。お話ができない方には心を寄せることしかできませんでした。あわせて、病棟スタッフのお話もお聴きしておりました。私は病院職員として「ビハーラ僧」と名乗っていましたが、それ以外に、地元のいくつかの宗派の僧侶がボランティアビハーラ僧としてご協力いただくことでやっていくことができました。

孫 今は臨床宗教師の育成という教育にも携わりながら大学で教鞭をとっていらっしゃるわけですね。

森田 そうですね、2018年度から始まり5年目を迎えました。臨床宗教師の方々が研修を終えて、地域の方々に傾聴スタイルをとる場を少しずつですが提供しだしたところだったのですが、その矢先に新型コロナウイルス感染症の拡大があって難しい状況になってしまいました。それでも、たとえばオンラインでの傾聴スタイルをとるなど、模索しながらですが、少しずつ実践の場を開拓しようという動きがあります。

私の経験からも現場に居らせていただくことはありがたいことと思っておりますので、なんとかそういうところに繋げていくことができればと思っているところです。

臨床宗教師が生まれたきっかけ

孫 臨床宗教師は、私がこれまで働いてきた病院にはほとんどいませんでした。聖路加国際病院のチャプレンさんには接したことがありますが、それ以外はほとんど経験がありません。臨床宗教師の現状、普及の程度はどのようになっていますか？

森田　「臨床宗教師」という言葉自体はいろいろな書物に記されてきていると思いますが、宮城県名取市で在宅緩和ケアを行う岡部医院を開業されていた岡部《おかべ》 健《たけし》先生（1950年生まれ、医師。宮城県立がんセンター勤務時に患者の願いに応じて患者宅への往診を始めた。その後、1997年に開業し、在宅緩和ケアを専門に活動。看取りにおける宗教性の大切さを訴え続け、東日本大震災後には臨床宗教師の組織作りに尽力した。2012年没）が提唱されました。3・11のあと、地元の宗教者の方々はいろいろな動きをつくっていきました。最初は火葬場での読経ボランティアであったり、身元不明の方々のお弔いであったり、あとは電話相談です。つまり傾聴の場を設けていった形です。でも、その時点ではとくに大きな動きにはなってはいませんでした。甚大な被害のなかで「ここにお集まりください」「ここに行かせていただきます」というのがままならない状況でしたので、取り急ぎ電話回線を引いてきてという流れでした。

　宗教者の方々がそういう動きをつくっていくとき、前例が少なかったため、ものすごく煩雑に動いていく状況になっておりました。それをどこかで整理できないかという雰囲気がありまして、被災した地域は自分の教団以外との横のネットワークがわりと整備されているような場所でもあったので、宗派・宗教を超えて宗教者の方々が集まられました。そこで現在の働き、あるいは今後の活動について話し合われるようになりました。それが「心の相談室」という集まりです。それはのちに臨床宗教師研修という新しい試みを始めるための中核となる組織体でもありました。

　その「心の相談室」に岡部 健先生もいらっしゃり、宗教者以外にも宗教学者、医療、教育の方々がお集まりになって、3・11のあと宗教的な支援活動ができないかというひとつの流れにまとまったわけです。そのなかにいらした東北大学で臨床死生学の研究をされ、臨床宗教師研修のプログラムを最初に組み立てられた谷山洋三《たにやまようぞう》先生が長岡西病院のビハーラ僧の先輩にあたりまして、この方が私と仙台のご縁をつないでくださいました。

孫　それまで宗教師の方々が地域に出て活動されるという機会は少なかったのですか？

森田　それ以前にも臨床の現場や地域という、自分のホームグラウンド（寺社教会など）以外のところで活動されている宗教者はたくさんいらっしゃったと思います。ただ、それらが結びついて大きな動きにはなっていませんでした。3・11という大きな出来事のあと、体系化しようという風潮が強まり、潜在的なものが顕在化したにすぎないのではないかと思っています。

そして集まった宗教者たちの名称は「臨床宗教師」となりました。全面的に公共性を持たせようとしたのですね。布教、伝道はしない、自教団の信者獲得には走らないということはかなり強調されていたと思います。そういうところが社会に受け入れられやすかったのか、少しずつですが各地に展開しています。

先ほど孫先生がおっしゃってくださったように、聖路加国際病院のチャプレンの方々は臨床宗教師の認定を受けているわけではなくて、もともとチャプレンとしてやっておられたのだと思います。それぞれの現場に名称は違っても宗教者の方々が働いております。

臨床宗教師という名称で働いている方は常勤、非常勤という枠組みだけでいえばかなり少ないと思います。研修において、実習でお世話になった施設でそのまま活動している形ですと、ボランティアの場合が多いでしょう。現場で活動している臨床宗教師の割合は少しずつ増えているとは思いますが、雇用されている割合はわずかばかりという現状だと思います。

孫　ありがとうございます。流れがよくわかりました。3・11が大きなきっかけとなって、龍谷大学をはじめとしていくつかの大学で臨床宗教師の養成が始まっていて、これからの普及が期待されるところですね。

日本人の宗教観

孫　日本臨床宗教師会の初代会長は島薗《しまぞの》進《すすむ》先生なのですね。私も島薗先生の『現代宗教とスピリチュアリティ』（２０１２年、弘文堂）を読ませていただきました。島薗先生は最初、東京大学の理科三類に入られたのですが、医学部に進まずに文学部に進まれたんですよね。医者の家系で医師になることを期待されましたが、あえて宗教学に進まれたという方です。

森田　文学部所属とは存じ上げていましたけれども、そうだったんですね。

孫　森田先生が初めにちょっと言われた「日本の特殊な宗教事情」ですが、どの辺が特殊なのか、改めてお伺いできますか。

森田　１９９５年に阪神・淡路大震災があり、そのあとに「心のケア」という言葉が少しずつ出始めました。当時も東日本大震災後のときのように、組織を作るには至らなかったものの、宗教者たちが被災者に向けて活動する動きがありました。

しかし、阪神・淡路大震災の何ヵ月かあとに宗教的な大きな事件（地下鉄サリン事件：１９９５年3月20日、宗教団体のオウム真理教によって東京の地下鉄車両内に神経ガスのサリンが撒かれ、多くの被害者を出した同時多発テロ事件）が起こったのはよくご存じだと思います。世間的には宗教に対して、社会的な悪とまでは言いませんが、怖さが植えつけられたところがあり、敬遠される、避けられる、あるいは怖い、自分が巻き込まれるのではないか。そういうイメージにつながっていった側面がありました。

孫　私が学生だった１９９０年代に比べると、最近はマインドフルネスや瞑想が普及してきたな、イメージが変わってきたなというのがありますが、90年代は例の事件の影響で、瞑想と言うだけで悪いイメージになってしまっていたように思います。今は３・11の後ということもあって、だいぶ変わってきているのかなと思っています。

森田　日本の宗教は、いろいろな出来事があるなかであらゆる変化が生じていると思いますが、根底には１９９５年の大きなインパクトが強くあると思います。それまでの日本人の宗教観というものは、無宗教であることを公言したり、特定の教団に所属していても個人的な信仰レベルにはあまりつながっていなかったりと、あまり関心を持たれてはいませんでした。

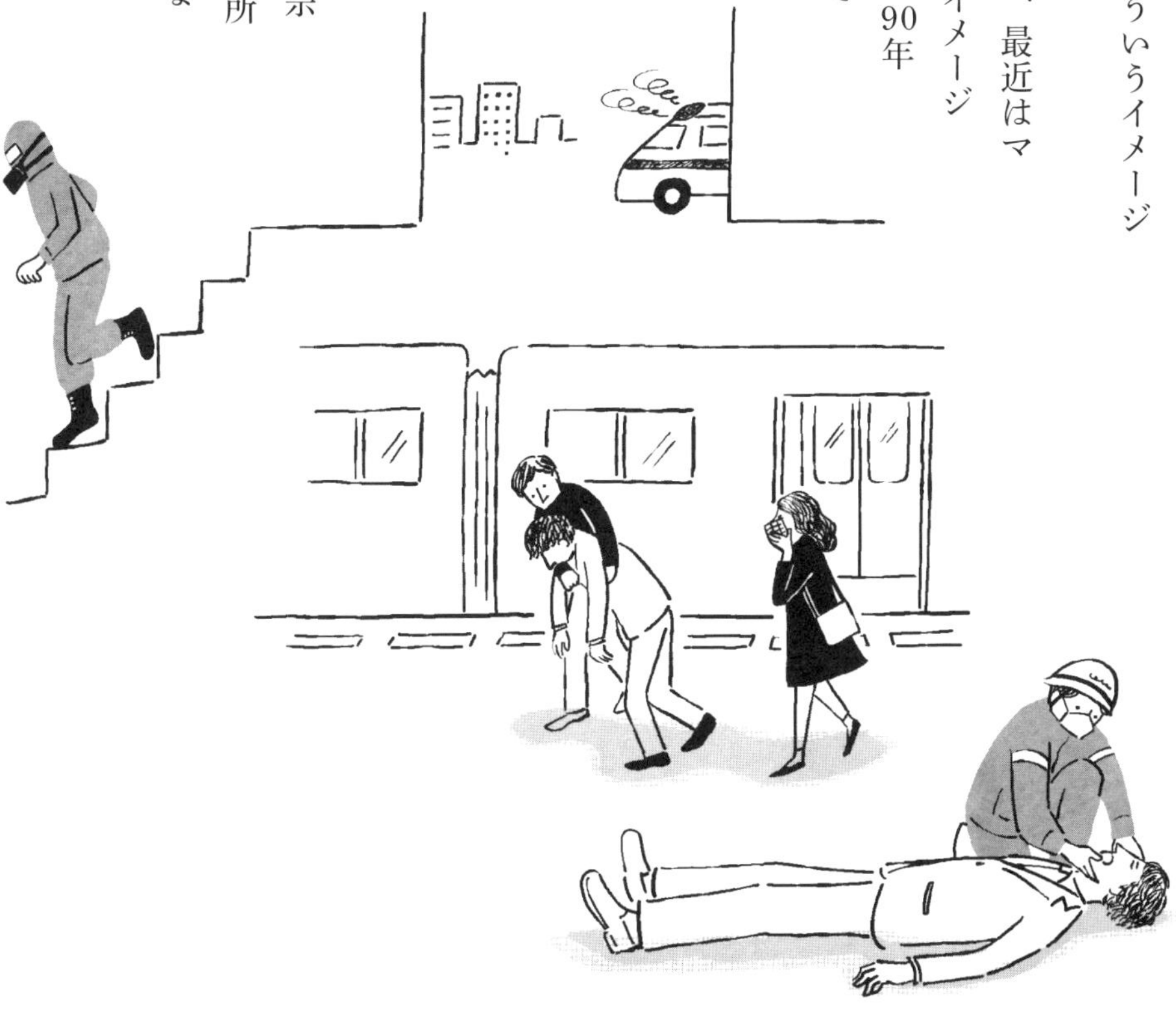

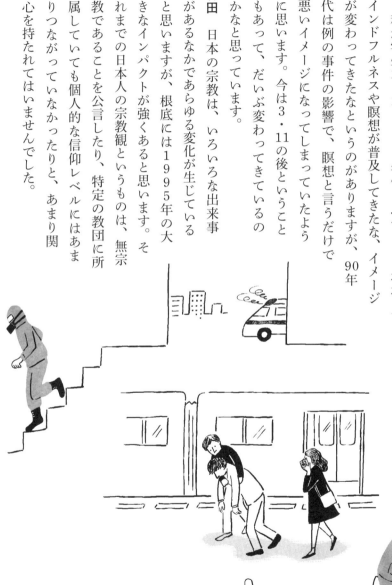

自分の宗教に対する考えや思いを聞かせてくださいと言っても「いやいや、あんまり」とか「そんなとくには…」という形になっていく、そういうところがもともと根底にあったと思いますが、それに輪をかけて宗教に対する怖さを生じさせてしまった。社会的な出来事があった後のイメージと日本的な形の無宗教が表出することと相まって、日本人の独特な宗教観みたいなものがつくり出されたのかと思われます。

孫　たしかに日本人の多くは冠婚葬祭のときぐらいしか宗教を意識しないかもしれませんね。

森田　はい、仏教に対してはとくに死に直結するイメージが持たれていると思います。私は病院で勤務させていただいた際に強烈に体験しましたけれども、お坊さんは亡くなってから登場するものだ、葬儀、法事等でお見かけするが、元気なとき、あるいは生を全うするときにはなかなか登場してこないのだと、お坊さんの登場機会を亡くなったあとに限定してしまうという風潮があります。

これは仏教者、僧侶の問題であるかもしれません。生死の中の生きることにもスポットを当てなければいけなかったのに、なんとなく葬式仏教と揶揄されるような風潮がつくりだされて、儀礼的なものを中心に執り行ってきた。もちろんそこでしっかりと説かれてはいるけれども、インパクトとしては死とお坊さん、死と仏教がつながる。だからお寺はネガティブなイメージ、縁起の悪いところだということになって、病院の中ではかなり奇異な目で見られているという印象がありました。

10年の病棟勤務を経て、そうではないなと思ってきたからこそあえて強くお伝えできるのは、社会的なイメージに皆さんがかなり強く影響を受けているということです。お坊さんがちょっとしんどい方の心のケアに活躍していることは大々的に取り上げられているわけではなかったのですが、地道に活動することで新しいイメージを持っていただいて、患者さん、そしてそのご家族の私を見る目も入院当初より変わってきたように感じておりました。

孫　おっしゃることはよくわかります。今まで実際にはそういうことはなかったのですが、病院の中に臨床宗教師のような方がいて私が患者さんに紹介しようとした場合、余命などを告知されていない患者さんだったら、患者さんがネガティブな反応をしてしまうのではないかという不安があります。

少し前までは緩和ケアという分野自体、そういうイメージがあったと言われています。緩和ケア医が関わると自分はもう死んでしまうのか、望みはないのかというように捉えられるみたいな。この10数年ぐらいで緩和ケアに対するイメージが変化したと思いますが、臨床へ宗教を取り込んでいくにはそういう難しさがあると感じました。

臨床宗教師のこれからの課題

孫　２０１１年の３・11で日本人の宗教観、死生観はまた転換点を迎えたように思います。今後、臨床宗教師は病院など医療機関でどういうふうになってほしいというイメージはありますか?

森田　臨床宗教師という立場、肩書、存在が定着していくのはすごくありがたいことだと思っています。臨床宗教師が手っ取り早く定着するには臨床宗教師に診療報酬を付けることを厚生労働省に認めてもらうということ。簡単にいくものではないというお叱りをいただくことになるとは思いますが…。そしてそこが整備されたとしても、宗教者の質の担保の問題がありますね。ずっと研鑽を積んでいかなければなりません。

臨床宗教師の研修は２０１２年から始まりました。研修を終えた方にはフォローアップという形で研鑽が課せられていて、継続して修練を積んでいくこととなります。そういった状況になって、私が現場の先生に尋ねられたことがあります。

「森田さん、臨床宗教師の研修を終えて認定臨床宗教師という肩書になりますが、すぐ現場に出ていいという方はどれぐらいいらっしゃるか。認定を受けた方全員を現場に出せますか?」と言われて、私はすごく戸惑いました。同時にためらいが生じました。

「認定」と頭につくのは、たとえば認定看護師さんとなると専門的な勉強をしておられる方です。認定臨床宗教師はそういう位置づけの認定なのか。研修をパスした、修了したという位置づけのほうが強くないかということで葛藤した経験があります。

私が肌で感じたことでいうと、研修を終えた方であっても臨床宗教師としての存在を自分の中でマネジメントできる方でないと現場に入るのは難しいと思います。セルフケアも大丈夫、周りの空気感もしっかり読める、空気の流れをキャッチしてケアに関わることができる、研修を終えただけでそう太鼓判を押せるかというとなかなか難しい。

だから、現場の方にお伝えしたいのは温かく見守っていただきたいということです。現場へ臨床宗教師が入っていったときに切磋琢磨する形ではなくて淘汰されてしまうとどうしようもないので、どうか前向きなフィードバックをいただいて、医療と宗教がうまく連携をとることが可能になるならば、それが認められていく1つの道筋になっていくのだと思います。

孫　臨床宗教師の方もケアチームの一員として連携していけるようになっていくのが望ましいですね。

森田　チャプレン、ビハーラ僧、スピリチュアルケアワーカーという名称で宗教者が入っている現場はたくさんあります。だから、あえて臨床宗教師という肩書を「通行手形」にしてよいかどうか。

それぞれの施設の「通行」を可能にするような「手形」にしていいかどうかは検討の余地があるのではないかと思います。

これまでも宗教者が現場に関わっていたわけです。そこへ今までの担保された関係性を崩してまで入っていこうとは思いません。今まで関わってきて、そこでもう根を張っているところはそのまま続けること、あわせて臨床宗教師の動きが広がるような形を模索していくことも大切だと思います。

孫　臨床宗教師であるかどうかよりも、心のケアを担当する宗教者の方がより多くケアチームの輪に入っていくことが重要ということですね。

寄り添う相手　理想と現実問題

森田　本音を言えば、もともと地域の方々がすごく関わりを持っている神社、寺院、教会は自教団のホームグランドとして、そこに信者さんがいらっしゃいます。

たとえば信者の方が医療現場にお世話になったとき、これまでの縁で宗教者が呼ばれるような形になればいいのではないかと考えています。病院側なり現場なりが改めて用意することなく、それぞれの利用者さんから呼ばれるような宗教者との関係性があってもいいのではないか、私はそれが一番自然な形だと思っています。

私が病院の中で関わらせていただいたときの話です。私は大阪出身でしたが新潟県長岡市の病院にポーンと入っていったわけです。まったく違う地域の宗教者が入っていきます。そこではビハーラ僧という形で紹介されて、初対面でそこから関わりを持たせていただくのですが、私一人ではできません。地元のお坊さんの有志がボランティアのビハーラ僧として来てくださっていて協力体制をとってくださった。だからやってこられたわけです。

ボランティアビハーラ僧の檀家さんの患者さんもいらっしゃるわけです。その関わりの様子を拝見していると、ものすごく自然な形でした。それは当たり前です。何代にもわたってお寺との関係がある。家庭のこともいろいろわかっている。ご本人のこともよくご存じだった。やはり私なんかに見せる顔よりも、ご住職であるボランティアビハーラ僧に見せる顔のほうがこの方の素の顔なのだろうと感じました。

なかには私にも素を見せてくださる方もいらっしゃいましたが、関係を構築するまでにはお互いの時間とエネルギーが必要になってきます。その方の心のケアとか、その方の存在を揺るがすものとか、生きている意味とは何かとか、そういうところに迫っていこうとするとき、ゼロから出会って「はじめまして」のご挨拶から入っていくよりも、元気なとき、病院や施設にお世話になる前から関わりを持った密な関係から入っていくほうが有効で、それこそが宗教者には求められています。

孫　普段から関係を築いてきたからこそ、いざというときにも頼ってもらえるというのはわれわれ家庭医と通じるところがありますね。施設側としては宗教者が活動されることについて、利用者が希望した場合は了承されるものなのでしょうか？

森田　私はいくつかの施設でお話を聞かせていただきましたが、施設を利用される方の訴えは無下には断らないようです。宗教者と個人的な関係を持っている利用者さんの訴えは通ります。縁がある宗教者をその施設にお呼びになることを許可してくださるだけで、医療と宗教は連携を取っていけるのではないかと思っています。

本音ではそれが自然でいいなと思っていますが、これを宗教者に言うと実際はそこまで余裕がない、医療機関や施設に行くのは抵抗があるという声も返ってきます。そこが本質的なところかもしれませんが、生きているうち、元気なうちから関わるという、人と人との取り組みができていなかったと言うつもりはないですが、十分でなかったがゆえに宗教者側にも抗う姿勢が見られるのではないかと思っているところもあります。

一方で利用される患者さんやご家族の都合としては宗教に対する見方が希薄になっていて、無宗教であるとか、自分は全然信仰を持っていないという方は、世代が若くなればなるほど多くなっているというのは自他ともに認めるところではないかと思っています。その方々が（宗教的な）縁のある人を呼んでもよいですよと誰かに言われたところで、（宗教的な）縁のある人はいませんと言われるでしょう。

先ほどは地域の密な関係を活かしていったほうがとも言いましたが、こういう流れを見ていくと、臨床宗教師という流れ、つまり施設側のチームアプローチの中に宗教的な部分を触れられるよう組み込んでいくほうが自然だという時代を迎えるかもしれません。そのあたりをわれわれや医療従事者の方々がどう捉えていくか、今後の流れがどうなっていくかによって違ってくるのかなと思っています。

成果を求めるアプローチの限界

孫　一般的な質問になってしまいますが、科学の進歩が目覚ましいなか、宗教の力はこれからどんどん弱まってしまうのか、それともテクノロジーの時代だからこそ宗教観がすごく大事になってくるのか、森田先生はどう考えていますか。

森田　今はロボットがお経を唱えて、ご法話もできる時代になってきていますから、テクノロジーの波は宗教界にも押し寄せていますね。

ともすれば社会のなかでは利便性、効率性がものすごく追求されています。結果、成果、効果というアウトプットがすべて、という形でプロセスを飛ばして結果がよければ、終わりがよければというようになっている怖さがあります。

孫　医療においてもよりよい治療法や薬ができて、より健康で寿命を長くできるようにという成果を追求していますね。

森田　たしかに結果や効率性を重視すると白黒もはっきりします。それが明らかになっているほうがスピード感を持って次のステップに移ることができるのだと思います。そのなかで宗教はつかみ所がなくて、なんとなく非効率な部分があるというのが世間的な見られ方ではないかなと思います。つかみ所がない、非効率、私自身はアナログ的という表現を使っています。

こういう時代だからこそと言うつもりはないです。過去にもそういう時代がたくさんあって、その時代のなかでも宗教は大切にされていたし、そうでなければならなかったと思います。先ほどお話ししたように白黒の世界、イチゼロの世界、成果・効果・結果はどちらかというとデジタル的な

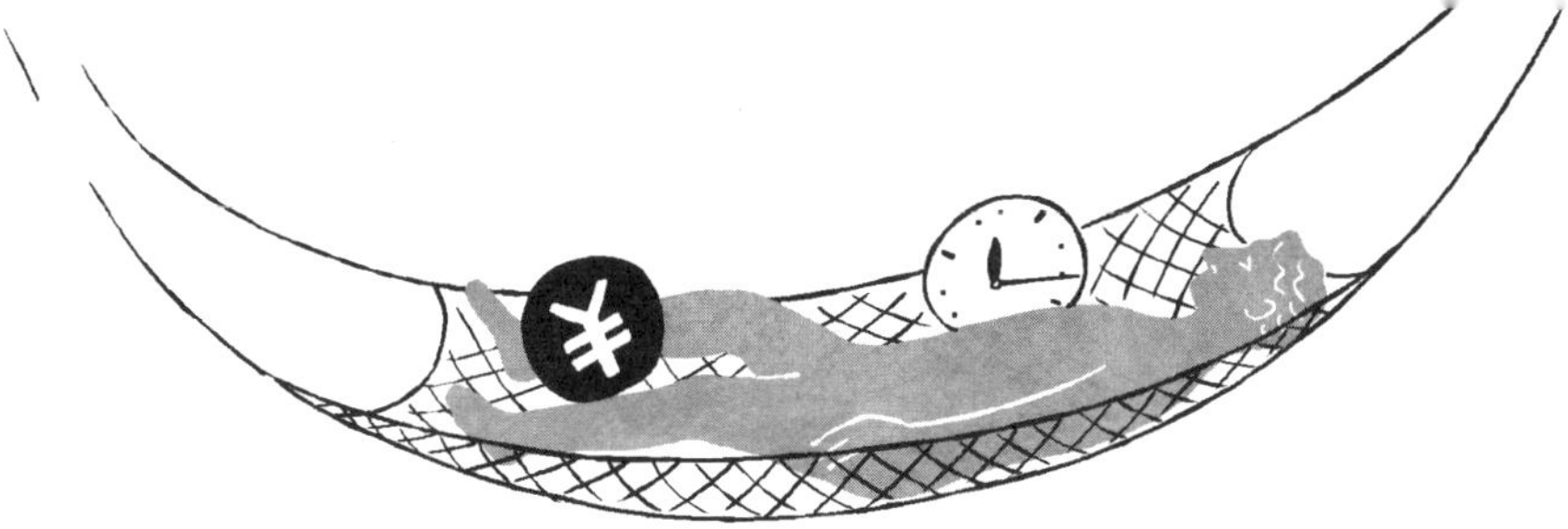

感じのアプローチではないかと思っています。

私自身、病院で勤めているときに「デジタル的なアプローチでないと、ここの世界は回らないんだな。それはそうだ」と思っていました。患者さんがいらっしゃって、「治療はちょっと待ってくださいね」と言ってアナログなアプローチをして、非効率に紆余曲折を経て、結果「わかりません」では話にならないと思います。すぐ結果が出て、その効果的な治療にどうアプローチしていくかという検討にすぐ入らないと現場は回らないのだろうと思っていました。

しかし、これで目の前の患者さんやご家族が全部すっきりされているのかというと、実はそうではありません。デジタル的なアプローチの網の目からこぼれ落ちるものがあるからです。

それが如実に出ているのが死です。死に対しては何も答えが見出せない。デジタル的なアプローチをしている医療は死というカテゴリーを持っていない、それは医療の範疇にないということになります。

そしてもう一つは、すぐさま効果が出ないからと切り捨ててもよいか

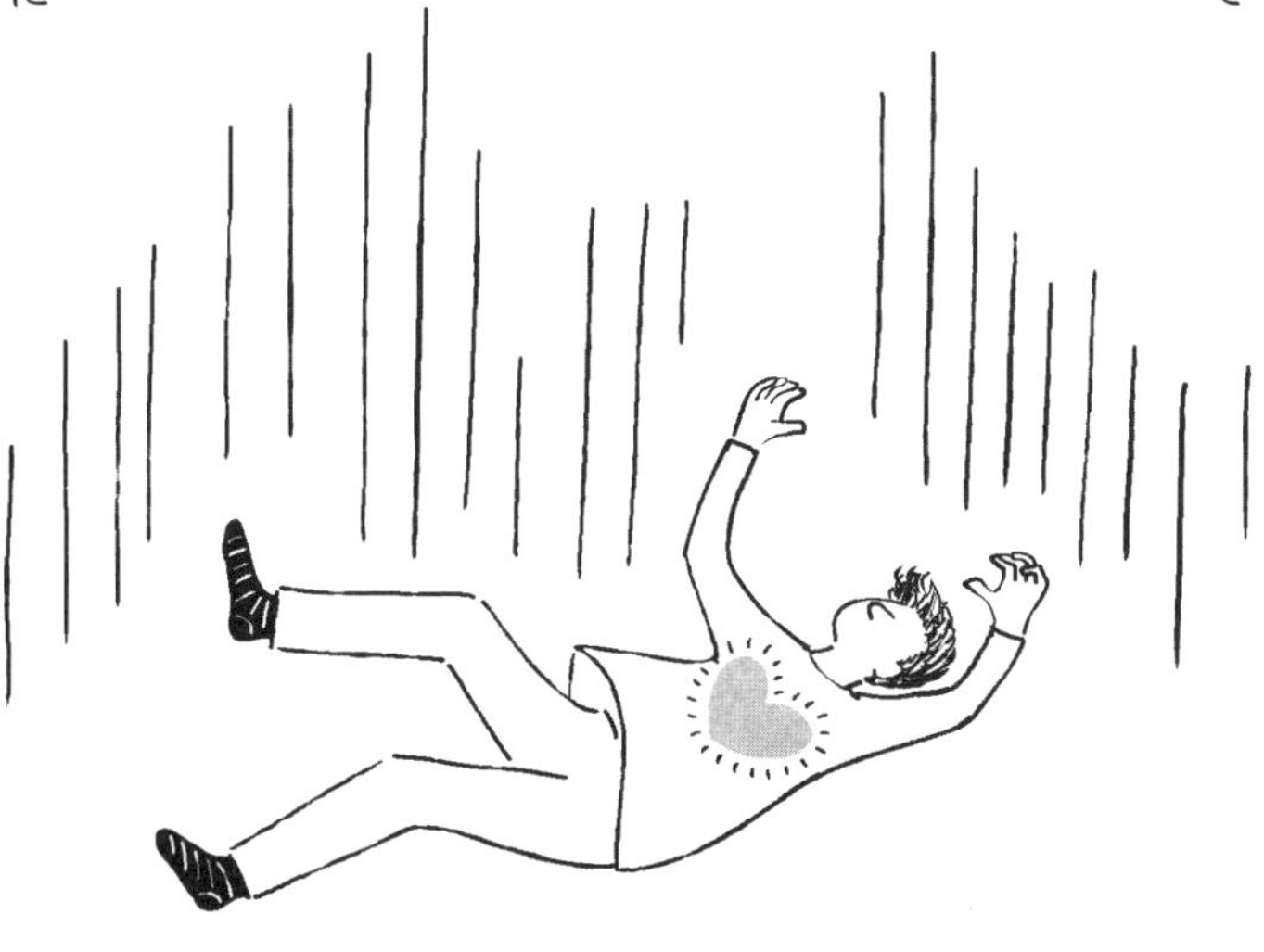

ということです。みんながみんなそうではないですが、一定期間を経て、死別経験を振り返り、宗教者が居た、あるいは宗教的雰囲気に包まれた状況にじわじわと意味を見い出し、その時点で心が救われたと感じられる方々もいらっしゃいました。

孫　たしかにこれまで医師は「死」自体にどう対処すればよいかということについてはほとんど学ぶ機会がなかったと思います。医療従事者のなかでもどこかにデジタル的なアプローチの限界を感じていて、模索するなかで最近のスピリチュアルケアへの関心につながってきているのかもしれませんね。

宗教に何ができるか

森田　ターミナルケアの現場に患者さんとしていらっしゃる方々は、そんなに長くないタイミングで死を迎えなければいけない感じになります。それにまつわるものが占める割合は大きくなっていく。だからデジタル的なアプローチにおいて、網の目からこぼれ落ちる量は死に向かっていけばいくほど多くなっていきます。

孫　終末期医療となると、おっしゃるように寿命を伸ばすことを最優先に目指してきた医療の限界を色濃く感じてしまう側面がありますね。

森田　こぼれ落ちてしまうものに関して、「森田は宗教者だから、その答えをしっかり持っていたんだね」と言われることもありますが、私はただ患者さんと一緒に悩むことしかできなかったです。宗教が解決すると言うつもりはないです。ただ、解決方法のなかの1つの方略として、共に居させていただくことはできます。

一方で、その方が宗教者を介して感じられるところまでしか宗教はいけないと思っています。というのは、自分たち宗教者は神仏という超越した存在ではなく、私たちも、いのちを授けられた者だからです。そのような存在が関わるうえではここが限界です。仮にそれがもっといけますとなると怪しい世界であったり、悪影響が及ぼされたりする形になるのでしょう。

孫　宗教の力には限界もある、しかし医療からこぼれ落ちてしまうものをすくいあげることができるというのは臨床宗教師の方が医療チームに入っていく大きな意義になりそうですね。

森田　はい、われわれを宗教者の働きとして利用していただけるような、資源として活用いただけるような存在として捉えていただくとよいのではないかと思います。ただ、網の目からこぼれ落ちた量のすべてをすくい取ることは到底できません。

すくい取れるかどうかは少し置いておき、網の目からこぼれ落ちたものを私は確認できていますとお伝えすることはできるのではないかと思っています。そこに宗教が生かされる、宗教の力をそれぞれの形で咀嚼していただくというのでよいと思います。

そしてそこにつなげるためには、医療者の方から紹介される場面が必要になってくると思います。宗教は限られた方だけのものではありません。ちょっと仏教的になって恐縮ですが、生きているときは思い通りにならない、どう整理してよいかわからないことがたくさんあります。それは仏教のなかでは「苦」と表現されますが、生きていれば自分のなかで、揺さぶられるような状況がたくさんあるのではないかと思います。

だから終末期に限らず、揺さぶられる状況のなかでさまざまな出来事が起こっていて、人間が生きていくとはそういうことなのだ、そこには宗教というものを生かしていただくようなタイミングがいくつもあるということを広く知っていただきたいです。

そういうことは社会のなかでそれほど強く紹介されていないと思います。しかし、人間が生きている現代社会においてよく見ると、「苦」と呼ばれるドロドロしている場面は多いです。

今はイチゼロの世界で、知っているものについてはインターネットで検索すれば深められていきます。でも、知らないものは自分たちの検索ワードには引っ掛かってこないので、まったくそぎ落とされてしまうという弊害が生じていると思っています。

知ることは追求されます。そこには技術も投入されるのでどんどん進んでいきますが、そぎ落とされていくもののなかに宗教が入っているのではないか。あるいは間もなく入っていくのではないか。そういう傾向を私はものすごく懸念し、危機意識を持っています。

こういう時代だからこそ宗教を引き合いに出してくださるような機会、それは集合体でもいいですし、個人的でもいいので、そういう機会がどこかの検索ワードに引っ掛かるような状況で高め合っていくことをしないと、死をはじめとした「デジタル」の一辺倒では済まされない出来事に直面したときに、対処できなくなるのではないかと思っています。

孫　なるほど。現代社会が知り得ないものや見えないものを無視しがちだというのは、「冥」の世界の重要性ということともつながってくると思います。仏教学者の末木文美士《すえきふみひこ》さんの文章で読んだのですが、鎌倉時代の天台宗の僧、慈円《じえん》が著した歴史書『愚管抄《ぐかんしょう》』では、われわれにとって見えないものである「冥」の世界、つまり神仏や霊といったものですね、これが私たちの社会や歴史に大きな影響を与えているという世界観で書かれているということでした[2]。私たちが死について考えるとき、あるいは知り得るものの向こう側を考えるとき、この「冥」の思想はヒントになるような気もしています。

また、宗教にふれずにどうやって死に向き合うかということは、新渡戸稲造《にとべいなぞう》がアメリカ人と話していて、宗教がなくてどうやって倫理教育できるのですかと聞かれて、「日本にも倫理教育はある」と。それで『武士道』を書いたという話がありますが、たしかに今の時代は死にどうやって向き合うかはすっぽりと抜け落ちている気がします。学校での道徳の教育がどうなっているのかというのもありますが、これからの時代の重要なテーマであると思っています。

医療と臨床宗教の親和性

孫　ここまで私ばかり質問してしまっておりましたが、逆に森田先生から私へご質問などはありますか？

森田　私が活動をしているなかでは、臨床宗教師としての動きに共感してくださる宗教者の方々に接することが多いです。また医療界のなかでそういうことに関心を持っている方、あるいはすごく大事だということで応援してくださる方々に触れる機会をありがたくもいただいています。そこで、孫先生からご覧になって、今の医療のなかで宗教的なもの、スピリチュアルなものというのはどういう潮流になっているのでしょうか？

孫　現在の医療のなかでは私の感じる限りですと宗教に関してほとんどノータッチです。医療のいろいろな研修教育のなかでは滅多に触れられない分野になっています。そのなかで臨床宗教師の動きは最先端のものではないかと思っています。

スピリチュアリティに関してはスピリチュアルケアのところですね。緩和ケア学のなかでスピリチュアルペインが身体的、心理的、社会的苦痛と並んでトータルペインのなかで教えられるようになり、かなり普及してきています。私たち総合診療医も緩和ケアの研修をしますが、スピリチュアルペイン、スピリチュアルケアは必ず学ぶ項目になっています。

島薗 進先生の『現代宗教とスピリチュアリティ』を読んでいて、「スピリチュアル」をどう訳するかはまだ揺れがあるといったことが書いてありました。「霊的」と訳すのか、そのままカタカナでスピリチュアルとするのかでイメージがかなり変わってくると。英語のspiritualにも二重の意味があって、キリスト教の伝統における「物質(matter)」の対立項としての「霊(spirit)」という用法と、個人の中に養われるものとしての「spirituality」という異なる用法があるということです。緩和ケアにおけるスピリチュアルペインは、存在論的な苦痛、つまり「生きていることの意味とは何か」「なぜ私がこの病いにかかるのか」といったことをめぐる苦痛のことと認識されており、この用法での「スピリチュアル」はある程度普及していると思います。

森田 医師と看護師は医療のなかで多くを占める職種になると思いますが、先ほどの問いにドクターとナースの違いを絡めると何か差異はありますか？

孫 同じ現場では働いていますが、実際やっていると中身が違うということがあって、医師はまだま だ薬を投与したり、手術をしたり、技術的なところがほとんどです。看護師の方たちのほうが患者さんのスピリチュアルな問題についてはより敏感なのではないかと思います。

ただ、私が専門としている総合診療・家庭医療は心理的なケアとか、患者のナラティブ(物語)を傾聴し、医師と患者の対話的関係性の中で回復していってもらうといった側面があるので、こういうスピリチュアルな分野にも関心を持っている人が結構多いのではないかと思います。そういう意味では看護師の視点に近いです。家庭医以外にも、がんや難病、重篤な疾患に接することが多い分野の先生方はなんとなく感じているところはあるのかなと思います。

森田　医療系の学術大会に参加させていただくこともあるのですが、看護師さんのほうではタイトルに「スピリチュアルケア」という言葉が入った発表がありますし、スピリチュアルなアプローチ、視点に立ってという形のものがかなり多かった印象があります。先ほど先生がおっしゃったように、看護師の方々の間では少しずつスピリチュアルな考えが広がっているのかなと思います。

スピリチュアルケアを誰が担うのか

森田　私は臨床宗教師とは別にスピリチュアルケアの専門職養成にも関わっていて、日本スピリチュアルケア学会で認定している「スピリチュアルケア師」になるためのプロセスで医師や看護師の方も研修を受けに来られます。

そこでお聞きしたいのは医療者の方からみて、われわれ宗教者が医療現場に入っていくのと医療者の方自身でスピリチュアルケアを担っていくのとどちらのほうが都合がよいのでしょうか？

孫　そこは難しいところですね。私からすると臨床宗教師という言葉を使うか、スピリチュアルケア師という言葉を使うか、頭の中ではそこにはほぼ違いはないです。

先ほど檀家としての関係性ができている地元の宗教者が関わるということをおっしゃいましたが、そのつながりの有用性は高いと思っています。病院という場は治療する、命を長らえる、死を避けるというイメージが強いのでお坊さんを若干拒絶してしまいますが、在宅医療の場面だったらもっと入りやすいと思います。もっと自然な形で、もともと檀家で、来てもらっているお坊さんにいてもらう。それは死の場面だけでなくて、もっと前からですね。関係性がよかったら、病気のおじいちゃんがいて、３世代ご家族がいらっしゃって、お坊さんにもいてもらう。死ぬことだけではなくて、病気を持つことはつらい経験ですよね、これは仏教から見たらこう考えられますよ、というような話をドクターも一緒にお聞きするというのをやってみてもいいのではないかと思います。

今医療にも病院から地域へという流れが非常にあって、地元の文化としてある仏教が地域のなかで融合していくことはあり得ると思います。

森田　いろいろな条件が整っての話になるのかもしれませんが、今の先生のお話に可能性をすごく感じました。

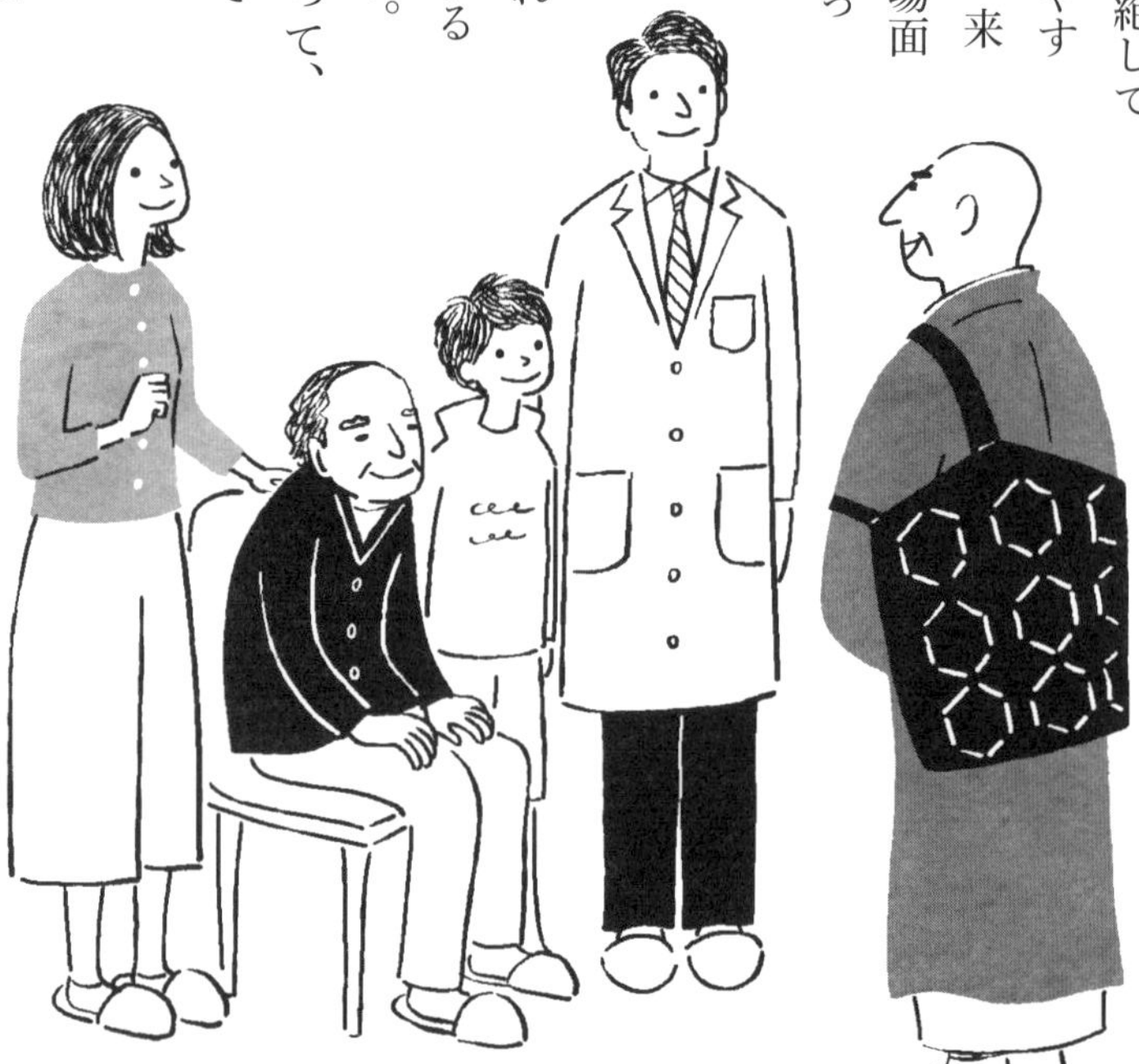

宗教の価値を認めてもらうための道筋

森田　現状で宗教は死へのつながりが強いように認識されているかと思いますが、医療はなるべく死から目を背けさせようとしているところもあるのかなと思います。先生の感じられるなかではとくに医療現場での死の捉え方は変わっていない感じですか？

孫　そういうところの捉え方は医学教育や公的な教育のなかではほとんど扱われずに、テクノロジーだけが進歩し続けます。医療でいえば遺伝子医療など長寿医療の発展がめざましくて、あと10年、20年すると寿命がもっと延びる抗老化剤のような薬ができて、理論的には人間の寿命が200歳ぐらいまで延びるのではないかというぐらい抗老化研究の進歩がすごいです。

たしかに今まで治らなかったがんが治るのは医者としてはうれしい気がしますが、そうすると人間の寿命は際限なく延びてしまい、人生を生きている密度がどんどん薄くなってきて、ますます現代人は死に直面しなくなるというか、死がすごく遠くなってしまいます。

病気にかかるという体験も、患者にとっては一種の「小さな死」なわけです。今まで使えていた体が使えなくなるとか、できていたことができなくなるという「小さな死」を経験することで、患者はつらい経験を乗り越えて何か学びを得ている。そのなかで宗教から救いを得ている人たちもいるはずです。

それが医療のなかでは直視されてこなかったというところがあるのだろうと思います。なので、あまり公に取り上げられていないだけで、宗教は病気を経験している患者にとっては実は大きな役割を果たしているのではないでしょうか。今後そういうことがきちんと捉えられていくことは非常に重要だと思っています。

私自身、マインドフルネスや仏教の考え方で非常に救われたところがいろいろありまして、宗教は人間にとって必須だと思っています。それがなければ人間はつらい経験をなかなか乗り越えられないのではないかと思っています。

森田　先ほど専門領域によってスピリチュアルケアへの関心度も違うというお言葉もありましたが、孫先生のようなお考えをお持ちの方々がいらっしゃれば、私どもも関わりやすく、少しにじみ出てくる成果が得られるのではないかと思います。孫先生はご自身のスタンスについてはどのように感じておられますか？

孫　宗教という言葉になってしまうと、医療のなかではあまり登場しない言葉なので、たとえば私が口に出して「宗教は大事です」と言うと、きわもの扱いされてしまうでしょうね（笑）。この企画自体も恐る恐るというところがあります。

ただ、私がすごく大事だなと思っているのは学問性ですね。学問としてきちんと検証しながら広めていく、明るみにしていくことが大事です。宗教学とか死生学とはこういうものであり、学問的にはこのように位置づけられて、このように検証されて有効であるといったことが研究、学問の上にきちんと乗っていけば、医療は効果のあるものをどんどん取り入れるという作用があるので、広まっていくと思います。

緩和ケアもそういう形で学問として確立して広まってきたので、臨床宗教学、臨床死生学が今後学問として医療のなかできちんと検証されていけば広まっていく可能性は十分あると思います。

森田　今のテクノロジーや科学技術の波を利用する格好で、しっかりと客観性を持たせて宗教学が理論的に構築されると、医療の場面でも取り入れられる可能性もあるということですね。

孫　そうですね。例を挙げるとマインドフルネスは仏教から輸出されて西洋で普及したわけですが、マインドフルネスストレス低減法からマインドフルネス認知療法など、慢性のうつ病や不安障害にマインドフルネスは非常に有効だということが研究で明らかになりました。宗教色を抜いた仏教の瞑想を、うつ病とか不安障害の患者さんにやると改善するということで、今、欧米のほうでどんどん普及し始めています。精神医学のなかではマインドフルネスを使った心理療法が教科書に載ってきて、それが日本に逆輸入されているところがあります。

森田　アウトプットが見えやすい形で出てくると、そのプロセスを媒介している宗教も有益ではないかという結論に至る。ある種実証的なものが積み重ねられていくと宗教の見られ方も希望が見える部分があります。

臨床宗教学が超えるべき壁

森田　病院で勤務させていただいた経験のなかで、生ききった姿が目の前にあって死に向かっていくとき、宗教的な効果とは何なのかと思う場面がたくさんありました。死への不安、死に対する恐怖があって、自分が死んでいかないといけないのは怖い。だから早く殺してくれ、早く逝かせてほしいという声をいただくこともたくさんありました。

効果があって改善が見られることがあったとして、亡くなった方に亡くなる前はどうでしたかと尋ねられれば実証研究は成り立つと思いますが、実際はそんなことはほとんど実現できず、端で関われていたご家族が代弁者となるのでしょう。多くは安らかにという形で美化されるところがありますが、実際のところそこはもっとドロドロしているところだと思います。

人が自分で背負ってきた人生の荷物を下ろすことは本来ものすごく大がかりなものではないのでしょうか。頑張ってきたよといって荷物をポンと下ろす方もいらっしゃれば、とっ散らかすような形で終える方もおられる、あるいは背負ったまま亡くなられている状況もあるのではないかと思います。人間がいのちを授けられ生きていくなかで、客観的に確認できないドロドロとしたもの、要は客観性を持たせられないような主観のところ、さらに効果も出せなくて、ただあるがままの報告だけで終わってしまうところにも宗教は生きているのではないかと思っています。

仏教的な考え方になりますが、いのちは授けられたものだからいつか終えていく、そういうものとしていのちを捉えるならこの関わりに意味はあり、ケアとして効果的なものなのかどうかがわからないのも全部包括するような形で宗教はそこにドーンと存在している。必ずしも効果があると実証できないところも宗教にはあるというのが個人的な見解です。

孫　おっしゃるとおりです。実証研究に乗りやすいテーマと乗りにくいテーマがあって、まさに宗教は乗りにくいテーマです。

おっしゃったように亡くなった人にインタビューやアンケートはできないという最大のハードルがあります。そもそも数字で測れるものには限界がありますし、効率性、有効性だけがすべてではないところがあります。主観的なものをどういうふうに学問的に明るみに出していくか。学問で取り扱えないからそのまま伏せておくではなく、そういうところも学問で取り扱ってきた苦労人たちが過去にはいます。哲学の人たちもそうかもしれません。

島薗 進先生も、医学部に進まずに文学部に進んだ当時は宗教学なんていうわけのわからないものはやめなさいと周りから猛反対されたと思いますが、そういった中でも学問として宗教学や死生学を打ち立ててきたわけです。困難はあるもののそういった努力のなかで宗教、スピリチュアルなものについても、いろいろな形で記述したり、明るみにしたりすることができるのではないかと思います。

共感と受容

孫 宗教など実証研究がしにくいものの有用性を広めようとするときに最近私が思うのは、文学の可能性です。医療には文学といった芸術的なものが非常に重要だと思っています。

なぜかというと、これから医療従事者に必要とされる能力の1つにエンパシー（empathy）というものがあげられます。患者への共感性ですね。共感は相手の心理を想像する認知的能力と言えますが、それを伸ばすために私は学生へよい文学作品を読んだほうがいいよと伝えています。

文学は科学的あるいは実証研究的に取り扱いにくい主観の世界を非常にリアルにまざまざと描き出す一番いい形です。よい作品は読んだらガーンときますよね。1冊の本を読んだだけで人生が変わる場合もあります。文学は主観だから役に立たないで終わってしまうかというと、そうではないところがあります。それと同じように宗教学、死生学も医療にとっても重要だということは何らかの形で取り扱えるのではないかと思っています。

森田 今、共感というところでおっしゃってくださったエンパシーという言葉は、私もすごく注目しています。私がよく引き合いに出すのは、「所詮他人事」という言葉です。他人ごとを自分のことのように大切に思うということを、どの域まで達成することができますかといったときにはおそらく限界があると思います。

人は自分をかわいがって、自分を守るという習性のもと、いくら家族であってもどこまで自分のことのように命をかけられるか。部分的にはできたとしても、存在をかけてとなるとなかなか難しいでしょう。

臨床宗教師の文脈で「全存在をかけて」という言葉があります。よくお話ししているのが、対象の方を自分のことのようにしっかり慮ることができるかどうかということです。自分勝手に「宗教者だから」ということでは通用しないのに、「全存在をかけて」を押し通すことと置き換えられてしまう誤解はマズイわけです。

まずは宗教者が一方的にそれぞれの教義に基づいて教導することで十分と考え、一国一城の主のように満足するのではなく、その確固たる信念から醸し出される宗教的雰囲気を武器に「宗教者」としての立ち位置を、周囲からしっかりと承認されていることがないと、現場では自分勝手に動いていることにしかならないとお話しをしています。

もうひとつ踏み込んでいくと、コンパッション(compassion)という言葉があります。共にそこに在って一緒に苦しむ、一緒に堪えるということです。辞書を引くとコンパッションも共感という日本語訳になるかもしれませんが、どちらかというと一緒に堪えるというのが語源のようです。

そこに共に居て、では何ができるのかとなったとき、苦しむ人のそばでは何もできません。誠に声を大にしては言いにくいところですが、それでも宗教者は踏ん張らないといけない。ドロドロしたところに突っ込んでいくためには、共にそこに居らせていただき、一緒にその空間を味わって、そして堪えていく。だから共感をさらに超えていく、わがことのように捉えられるよう、しっかりアンテナを張りめぐらさないといけないのではないかと思っています。

孫　最近、医療系の論文でもコンパッション、エンパシーはキーワードになっています。看護系の論文が多いのですが、私が読むような医学教育系のコミュニケーションとか、患者の心理を考えるようなところの教育をどうするかみたいなところではエンパシーとコンパッションは結構キーワードになります。

森田　その流れでお話ししたいのは、ネガティブ・ケイパビリティ(negative capability)[3]という概念です。その昔、伝統治療師が繰り出す手法として概念化されたそうですが、まさにできないこと、わからないことに対して、それに堪え得る力を身につけていかなければいけないというものです。

私が今携わっている研修や教育、あるいは研究の中でもそうですが、かなり重要なキーワードになってくるのではないかと思っています。否定的な事態でも、それをしっかりと受け止めていく、堪え忍んでいく、先ほど出たコンパッションの一緒に堪える、苦しむということにもつながります。ネガティブ・ケイパビリティは、文学作品から出てきたところもあります。人と関わるうえで、先ほど先生がガーンとくるような、まさに感性を揺さぶられるような経験に通じるのかなと思いました。

孫　ネガティブ・ケイパビリティと聞いて連想するのが、オープンダイアローグ(open dialogue)というフィンランドの対話の取り組みのなかで、原則の1つとなっている「不確実性への耐性」です。当事者の話を聞き、対話をしていくときに「不確かさ」の方を大事にするという考え方で、ネガティブ・ケイパビリティと通じるところがあります。確実性を重視し、リスクを減らすことを目指すような現代の社会において、あいまいで不確実性を常にはらむ人間存在をどう捉えていくかということで注目が増えてきているのではないかと思います。このあたりの部分は宗教の役割も大きいのかもしれません。

教育もそうした社会の動向を反映していて、能力を確実に伸ばすにはどうしたらよいのかという考えになってきています。そうではなくて、そもそも人間存在や人間の能力というのは不確実なものなのだということを、改めて認識してもよいのではないかと思います。

森田　おっしゃるとおりですね。

テクノロジーが進んだ今だからこそスピリチュアルケアを

森田　昔は、死は医療の敗北だと言われたということをよく耳にしましたが、最近はどうなのでしょうか？

孫　大分変わってきています。「キュアからケアの時代へ」とよく言われています。地域包括ケアのなかでは単に治癒させるだけではなく、自宅や住み慣れた地域で最期を安らかに迎えるところまで整えていくという方向へ医療全体が大きく変化しています。単に死を避けることをゴールにするところからQOLやよりよい死をゴールとする方針へ変わってきています。

ただ医療の主流はテクノロジーの進化です。がん医療の進歩はすごいです。ここ10年くらいでもガラッと変わって、最近は新しい治療薬がどんどん出てきて生存率が改善してきています。それ自体はすばらしいことですが、一方でそういったテクノロジーの進歩があるときに、それと一緒に哲学とか死生観といったものも考えていかないとバランスが崩れていくのではないかという危惧も感じています。

森田　先生のお話を伺っていると、そういった哲学やスピリチュアルケアの部分を宗教者だけが意識するのでなく、利用される患者さんやご家族にも一層理解していただけるようにしていかなくてはいけないのでしょうね。臨床宗教師などの教育にものすごく影響してくるのかなと思います。

医療はテクノロジーがすごく進んできたということで、たとえば病院にかかればあらゆるものが治せるようになってきた。そうすると不老不死の神話をみんなどこかで信じたい、受け入れられないネガティブなところを払拭してくれる窓口を求める心情がより強くなっていくのではないかと思います。

それは生きとし生けるものすべての欲の部分かもしれないですよね。元気でありたい、若くありたい、死にたくないという欲の部分は当然持っているものです。

実際の場面では、利用される方の価値観、考え方を成熟させていけるように、現実を知っていただくために医療や宗教などの幅広い考えを自身の中に取り入れていくことを促していかないといけないのかなと思います。そのあたりが両輪としてうまく回転できるよう、医療者と宗教者はお互いに連携をとっていく形になればすばらしいことですね。

孫　おっしゃるとおりです。宗教者と住民のいい接点をいろいろつくっていけるといいですね。先に在宅医療はいい接点かもしれないと申し上げましたが、普通に対話できる場が地域にあって、普段から考えていく、お互い学んでいく場所がいろいろあるといいなと思います。

森田　たしかにそうですね。だから宗教界の側もそういう形でしっかりと連携をとる、自分たちだけということでなくて、諸分野とつながっていくことが必要ですし、医療界のほうも宗教からも教えられることがあるのだという眼差しで見てくださるといいなと思います。業界全体がそういう形で動いていくことができればよいですね。

孫　ここまで森田先生とお話しさせていただいて大変勉強になりました。ありがとうございました。

参考文献

1　森田敬史：ビハーラ僧の実際、人間福祉学研究、3（1）：19-30、2010
2　末木文美士：終末論と希望、コロナ後の世界を生きる―私たちの提言、村上陽一郎（編）、岩波書店、2020
3　帚木蓬生：ネガティブ・ケイパビリティ 答えのでない事態に耐える力、朝日新聞出版、東京、2017

無限の闇を前にして

プライマリ・ケア医
孫 大輔

×

横浜聖霊キリスト教会 牧師
深谷美枝（ふかや みえ）

明治学院大学 社会学部 社会福祉学科 教授．
社会福祉学の教員を務めると同時にプロテスタントの牧師としても活動し，スピリチュアルケア師の養成，チャプレンのスーパービジョンにも携わってきた．

カトリック？ プロテスタント？

孫　私は20年以上医師をしておりますが、スピリチュアルケアについては緩和ケアの研修で少し触れた程度で、正式に教育を受けたことがありません。また病院チャプレンとも自分の実習や働いているなかでは残念ながら出会ったことがなかったので、そういった点も含め今回深谷先生にお聞きしたいと思っています。

私自身は特定の創唱宗教を信仰していませんが、個人的にキリスト教には非常に関心があります。今回、先生のご著書の１つである『病院チャプレンによるスピリチュアルケア―宗教専門職の語りから学ぶ臨床実践―』（三輪書店、２０１１）を読ませていただきました。読むだけでもすごく勉強になりまして、今日もいろいろとお話できればと思います。よろしくお願いします。

深谷　よろしくお願いします。私は両親とも無宗教だったのですが、かなり反発しながら中学も高校もキリスト教系（プロテスタント）に進みました。大学は上智大学の社会福祉学科に進学しました。もともと理系に行きたかった思いもあったのですが社会福祉を専攻しまして、これもキリスト教の洗脳かもしれません。

でも在学中は全然社会福祉の勉強はしませんでした。上智はカトリックの学校で、それまではプロテスタントの学校で育ったものだから、カトリックの世界はとても新鮮で面白かったです。イエズス会の神父さんたちが教えてくれる仏教の話とか、そんな講義ばかり取っていました。

孫　基本的な質問となりますが、カトリックとプロテスタントではどのような違いがあるのでしょうか？

深谷　バチカンを中心にローマ教皇をトップにして、全世界に広がっているのがカトリックです。国でいうとイタリア、スペイン、ポルトガル、フランスなどはカトリックです。大学でいうと上智、聖心、白百合みたいな感じですね。教職者は神父さんとか、司祭様などと呼ばれて生涯独身でなければなりません。シスターがいるのも特徴です。

カトリックから宗教改革で分かれた分家がプロテスタントです。これはカトリックのように一枚岩ではありませんで、分家に分家を重ねていくので、沢山教派があります。イギリス、オランダ、アメリカ、最近では発展途上の国や中国でも伸びていますね。大学でいうと青山、立教、明治学院、同志社、関西学院などはそうです。教職者は牧師さんと呼ばれ、結婚することができます。性別は何でも、教派によってはＬＧＢＴの方もなることができます。

教義ですが、プロテスタントは聖書中心主義です。そして信仰のみ、恵みのみ。浄土真宗の悪人正機じゃないけれど、善い行いではなくて信仰があれば神様の恵みで救われると考えます。カトリックはそれに対して教会や儀式を大切にし、善い行いも救いには必要と考える。ざっくりいうと、そんな感じです。

カトリックの方が厳しいイメージがありますが、両方見てきた感じではそうでもありません。寛容でゆったりと幅が広いです。プロテスタントは多様性があり、ＬＧＢＴの牧師も受け入れるような進歩的教派から、非常に保守的で女性牧師を認めない教派まであります。

若き日に感じた人間の死

深谷　上智の社会福祉学科は私が在学していた当時、４年生になると85日間の現場実習を受けさせられました。ほとんどクリニカル・エクスポージャーに近い感じですが、みっちり漬け込まれてしまいます。

その間にいくつかの現場を経験したのですが、最後は病院でした。そこは川崎市にある井田病院です。孫先生も井田病院に勤務された経験をなさっているとのことでしたね。当時は緩和ケア病棟ができる前です。ちょうどホスピスムーブメントが日本に入ってきた頃だったと思います。私は国内外の病院でチャプレンとして活躍された窪寺俊之《くぼてらとしゆき》先生の本であるとか、キューブラー・ロスの『死ぬ瞬間—死とその過程について』のような本を大学生の頃に読んだ影響でスピリチュアルケアにかなり関心を持つようになりました。当時は医療ソーシャルワーカーをやりたいと思っていました。

井田病院へ通っている時、患者さんが亡くなっていきます。長い期間ではないですから、そんなにたくさん亡くなったケースに直面したわけではないけれども、病むこと、亡くなることを考えるという経験をしました。

たしか実習の最後ぐらいに法医学の先生から、亡くなったばかりの患者さんの遺体の解剖の研修に誘われました。よせばいいのに当時は22歳の女の子であったわけですが、緑色の手術着をつけて、井田病院の裏のほうにある解剖室に行くわけです。そこで人間の内臓を詳細に見ました。ドクターが「これが腎臓だよ、これが肺だよ、肺の中に白いものがあるでしょう、これががんだよ」と出してくれて、最後に死体をジャブジャブ洗います。それを見たとき、人間の死とは何だろうと結構突き詰めて考えた記憶があります。そのことが私の原点になります。

教師とキリスト者としてのキャリア

深谷　就職は神奈川県の公務員として福祉職で入りました。でも、配属されたのは想像と全然違うところで知的障害児の施設に入ります。そこでどっぷりと生活支援を担当することになったんです。尾籠な言葉で話すと「うんこのクリームにおしっこの香水」みたいな感じで、がっぷり四つに組んで子どもたちと暮らす生活を4年ぐらいやりました。しかし施設の在り方に疑問が湧いてきたりしてバーンアウトしてしまい、仕事をやめて大学院に入る選択をしました。

大学院でやったことはスピリチュアルケアではなくて、どちらかというと組織の病理性の話です。社会福祉というよりは社会学ですね。修士論文を書いてドクターまで行きましたが、その頃はちょうど社会福祉の資格制度が始まったときです。大学院を出て、現場経験があって、とくに博士に行っている人は引っ張りだこでした。なのでドクターの3年生のときに厚生省立の日本社会福祉事業大学に引っ張られてしまって、社会福祉の実習教育の担当として実習助手という形で働くことになりました。そこからずっと社会福祉畑を歩いてきました。

それから立正大学に移って社会福祉の学部の実習教育の立ち上げに関わり、2000年に現職の明治学院に着任しました。以来ずっと社会福祉の実習教育をやってきているのですが、着任してすぐの2001年に、ゼミの学生さんが突然鉄道自殺をしてしまったんです。

私としては、自分は何をやっていたのだろうという気持ちになったわけです。医療でいうところの看取りとは違うけれども、私は学生さんの魂のケアをしていなかったのではないかということに気がついてしまったんです。要するに、自分はキリスト者として魂の看取りに何の責任も果たしてこなかった。教師として知識の切り売りをしていただけではないかという自覚が生まれて、それで２００６年に神学校に入ることを決めました。

明治学院大学の社会福祉学科の教員というのが今の仕事ですが、もう一足のわらじで日曜日は牧師をやっていて、そこがスピリチュアルケアへの関心の再燃と関わってきます。ちょうどスピリチュアルケア学会が設立されまして、学会のできた２００７年頃から参加しています。２００８年の第１回学術大会でも発表した記憶があります。

スピリチュアルケアということでいうと、今はなくなってしまったのですが、東京看取り人プロジェクトというところで教育システムに関わって養成教育をやってきました。

キリスト教系病院でチャプレンのスーパービジョンの仕事も2年ぐらいやったと思います。東京看取り人プロジェクトでもスーパービジョンはたくさんやってきていますし、日本スピリチュアルケア学会ではスピリチュアルケア師の指導資格のスーパーバイザーという形になっています。直接は関係ありませんが、社会福祉の関係では社会福祉士の１つ上級の資格の認定社会福祉士という資格がありまして、そちらもスーパーバイザーになっています。

イエスはメシア＝キリストである

孫　今のお話のなかだけでもお聞きしたいことがいくつか出てきましたが、まず大きい枠組みからお聞きしたいと思います。キリスト教は本対談のテーマの１つですが、キリスト教の特徴、その大枠について教えていただけますでしょうか。

深谷 キリスト教はナザレ人、イエスによる創唱宗教といわれています（ナザレ：イスラエルの都市）。歴史上のイエスはユダヤ教の教師であるラビの1人とされます。研究者によっては革命的貧農と言う人もいれば、さすらいの巡回霊能者と言う人もいたりするという歴史的フォルムとしてはかなり面白い、ユニークなものだったのではないかと思います。そのイエスがイスラエルという国のなかで神が遣わしたキリストであるということを信じるのがキリスト教です。

旧約聖書にはメシア、つまりキリストが来るという預言が書かれており、それが長いこと信じられていて、そのイエスこそがメシアであり、それがイエス・キリストという意味なのです。イエスこそが苦しむ民衆に待ち望まれてきたメシアであるということです。

イエスがメシアであると信じた弟子たち、そこには直接イエスとは関わらなかったパウロのような人もいますが、そういう人たちが教会を形成してキリスト教会となっていった。だから宗教として、イエスの教えを信じる、しゃべったことを信じるということもあるのですが、イエスこそが長いこと待ち望まれてきたキリストであるというのがキリスト教の本当の大枠です。

孫 ありがとうございます。すごく勉強になります。私はキリスト教作家である遠藤周作《えんどうしゅうさく》の著書『イエスの生涯』（新潮社、1973）や宗教史研究者レザー・アスランの『イエス・キリストは実在したのか？』（文藝春秋、2018）を読んでイエス・キリストの存在論的なところにずっと関心を持っていました。これらの本を読んでいると、神のような存在であるイエスがとても人間らしいというか、たしかに実在していた人だったんだなと、とても身近に思えてくるんですね。

また、先ほどパウロの話も出てきました。パウロはたしか最初は迫害者だったと思います。強烈な光に打たれて回心したという例のパウロですね。このパウロという人も、すごく人間くさいというか、180度心が変わったという意味でとても興味深い人ですね。「回心」も『病院チャプレンによるスピリチュアルケア』に出てきて、こういう意味があるのかと、ものすごく勉強になりました。

深谷　回心、というのはある日突然キリストに出会って、人格も生き方も全く変えられてしまうことです。キリスト教は出会いの宗教とも言われることがあって、キリストと人格的に出会うことによって、自分が神にありのままに愛されていることを知り、ぐちゃぐちゃに泣き崩れて、全く違うあり方、生き方をするようになる。キリスト教のスピリチュアリティの大事な部分ですね。

愛に出会う体験、愛される体験、これは大なり小なりクリスチャンなら誰でも経験するのですが、有名なのはヤクザだった人がキリストに出会って回心し、牧師になるみたいな例です。実際にそういう知り合いもいます。有名な「アメージング・グレイス」の歌は奴隷商人だった作詞者がキリストと出会い回心したことを謳った歌ですね。

キリスト教の世界観

深谷　キリスト教において人間とは基本的にどういう存在かというと、どうにもならない黒いものを抱え込んだ存在で、神から断絶してしまっていると考えます。その結果、人間は孤独になって、そして絶望してしまう。

その断絶は自分では埋められません。修行をしても埋められない。どうしても埋められないその断絶を埋めるために、人間と神様との裂け目の中に自ら命を投げ打って、神であることを捨てて橋を架けたのがイエスであるということになります。メシア(救世主)というのはそのような神と断絶してしまっていて、泣いても喚いても届かない関係性を解消すべく橋を架けたことを指しており、それがキリスト教の信仰になっていきます。

キリスト教の教会のてっぺんには十字架が立っています。十字架とは何かというと、人間に対して、神がどう関わってくださるのかを示すものです。それは無限の許しであったり、無限の愛だったりするわけです。アガペーとキリスト教では言っています。

私はよく浄土真宗のお坊さんたちと対話をするのですが、「十字架の本願」と私が言うとよくわかってくれます。要するに昔から人間には罪があって、煩悩に極まっていて、自分ではどうにもならない。それに対して阿弥陀さんは苦しい苦しい修行をして、罪人の人間を一人残らず救うまでは自分は仏にならない、そういう誓いを立てました。その苦しい修行と十字架を浄土真宗の人たちはイコールで結んでくれます。イエスは歴史上の人物で阿弥陀さんはそうでないという違いはあるし、ヘブライ宗教とインド宗教の違いはあります。それでもばっちり対話ができます。

孫　「他力本願」というとすごく誤解されている言葉ですが、親鸞が「他力といふは如来の本願力なり」と『教行信証』で述べているように、「他力」というのは他人の力ではなく仏の力、阿弥陀仏の慈悲のはたらきを言うのですね。阿弥陀仏の本願力（慈悲）とキリストのアガペーに共通性

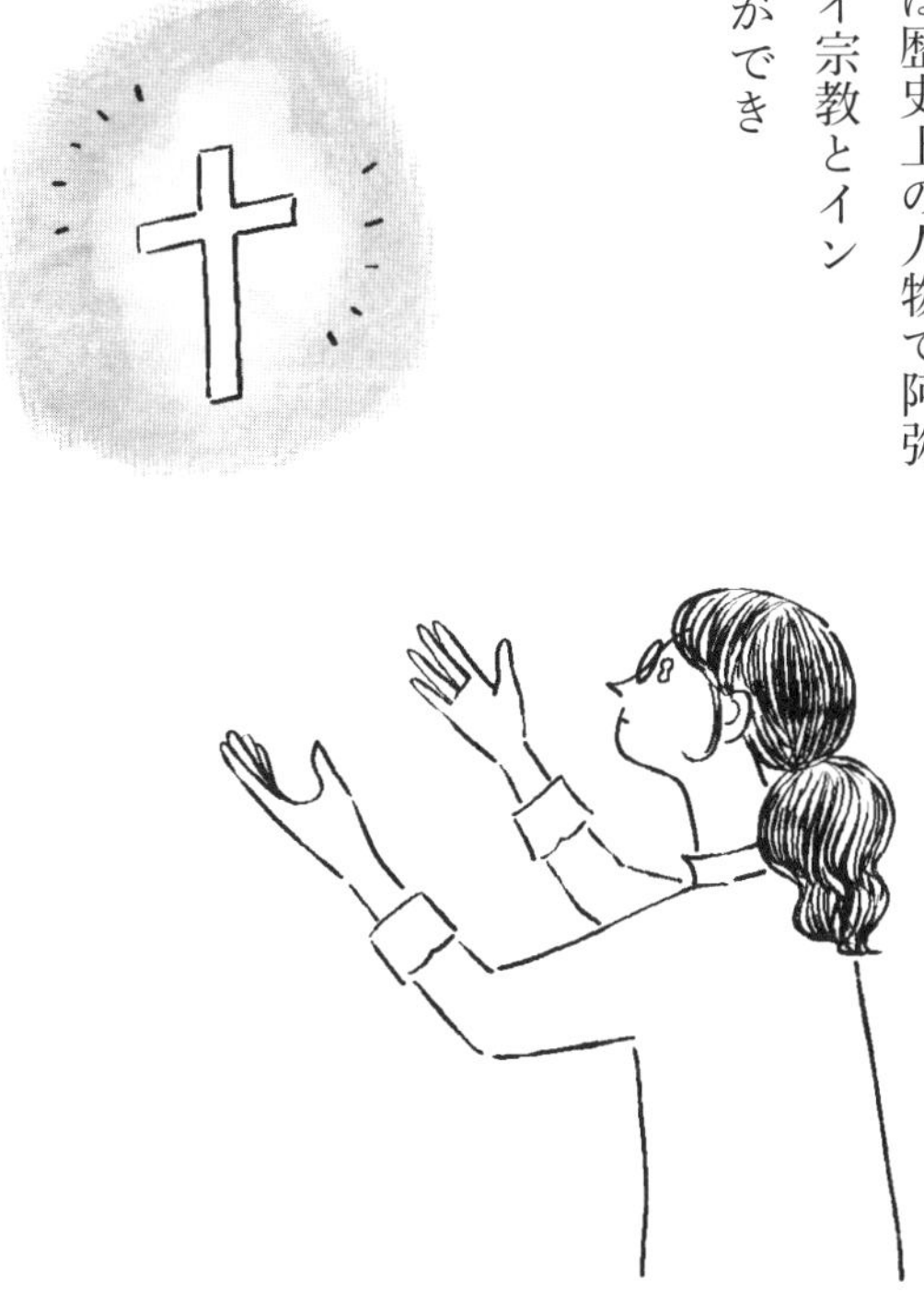

があるというのは、とても面白い視点を教えていただきました。「十字架の本願」というふうに伝えると仏教との共通語ができるというのが面白いです。

深谷　そうですね。とくに浄土教系の仏教の人たちとはすごくよく対話ができると思います。

十字架とアガペー

孫　それから、アガペーという概念は興味深いですね。無限の愛、無条件の愛とか。

深谷　アンコンディショナル・ラブですね。

孫　隣人愛とはどういう条件であっても相手を愛するということなのかなと私は単純に理解していましたが、神を通しての愛という意味があるのだと先生の著書にも書かれていて、「なるほど、深い理解があるのだな」と改めて気づきました。そのあたりはキリスト教信者でない人たちには少しわかりにくいところだと思ったのですが、アガペーについてもう少しくわしく教えていただけますか。

深谷　キリスト教の愛には三つの概念があります。ギリシア的な愛ですね。エロース、フィリア、アガペーと通常言われています。エロースは恋愛とかです。フィリアはフィラデルフィアの語源にもなっていますが、友愛。アガペーは神の愛。

エロースは簡単にいいますと、あなたが美人だからあなたを愛する。「だからの愛」です。フィリアになると、もうちょっと「だからの愛」から離れてきますが、アガペーになると、「にもかかわらずの愛」。あなたは駄目にもかかわらず私はあなたを愛します。キリスト教的に言うのであれば、あなたは罪人でどう考えても真っ黒です、にもかかわらずあなたを愛します、ということですね。

アガペーはそういう概念です。

孫　キリスト教の十字架もそういったことを表しているということですね。

深谷　十字架の形は水平と垂直で出来上がっています。垂直というのは神からの愛です。神から私たちに注がれる愛で、水平は人間同士の連帯だと言われています。だから、まず垂直の愛があって、人間を神が、神が人間を愛する。そうすると、それがいっぱいになってしまう。いっぱいになったら横に向かって広がっていく。それが隣人愛と通常言われているものです。

ハンセン病患者に深く寄り添った女医さんで神谷美恵子《かみやみえこ》さんという方がいらっしゃいました。私も『こころの旅』（日本評論社、１９７４）、『人間をみつめて』（朝日新聞社、１９７１）は大学生のとき大好きで愛読書でした。

あの方が書いた詩で、『うつわの歌』というのがあります。うつわは、口をあけて天からの水を待っているとドボドボと水が注がれて、じきにあふれてしまって、どこに行くのか、私にはわからない。それはみくにの水だもの、みたいなことが書いてあります。どこかに流れていってしまう。「私はうつわ　愛を受けるための」と書かれますが、それです。隣人愛というのはそういうことです。

マザー・テレサの実践もまさにそうです。マザー・テレサの修道会はカルカッタ（コルカタ）で活動していましたが、朝、聖餐式《せいさんしき》のパンを必ずもらいます。聖餐式のパンというのは私たち人間のために十字架の上で裂かれたキリストの肉を表しています。つまりこんなズタズタになるまであなたを愛しているよ、というそういう愛のシンボルが聖餐のパンです。それを受け取って、「神さま、私を愛してくださるのですね。もったいない。愛してくださって感謝します」と言って、そのまま貧しい人や死にかけた人たちのところに行くわけです。それがキリスト教のメカニズムです。

孫　ありがとうございます。だいぶイメージが湧いてきました。アガペーは文字で読んでも観念的にしか理解しづらかったのですが、先生の本の内容と合わせて今少し理解が深まった気がします。

この著書の最初のほうにキリスト教信者とは祈る人であると書かれていました。聖書も毎日必ず読んでいるということで、自分の信仰の源に触れることで神という存在を感じて、そこから無償の愛みたいなところが出てくるのかなと感じました。

病院チャプレンの現状

孫　次の質問に行かせていただきます。チャプレンという存在ですが、病院などでの臨床ケアには現状どのぐらい携わられているのか、教えていただけますか。

深谷　数的なことは、私も調べてみましたがよくわかりませんでした。私自身2000年代には12ヵ所ぐらいキリスト教系の病院を調査のために回っていますが、それ以外にもいくつかキリスト教系の病院があります。病院1つにチャプレン1人のところもありますが、複数のチャプレンを置いている病院もありました。

ただ、最近はキリスト教の聖職者、牧師をチャプレンという形で置ける病院が少なくなってきています。カトリック系の病院の場合はとくに深刻で神父、シスターを専任で置けるところはほとんどなくなっています。

カトリック教会や聖路加の聖公会の教会もそうですが、司祭、神父と言われている人たち1人が2つ3つの教会を兼任しています。修道会のシスターたちも看取りをやっていたカトリックの病院から引き上げています。修道会自体が高齢化でつぶれそうになっているという問題があって、カトリック信徒さんが介護職、看護職、ソーシャルワーカーなどの基礎資格を持った人たちをスピリチュアルケアワーカーとして養成しているのが現状だと思います。

孫　キリスト教の神父、牧師になる人が減っているということなのでしょうか。

深谷　そうだと思います。とくに神父さんは性的な問題を起こした件もあり世界的なバッシングもあるのですが、大きな点は独身制ですね。妻帯できないので神父になる人自体がかなり少なくなっています。シスターはもっと打撃があったと思います。シスターになる人が多いのはベトナムとかあのあたりですね。カトリックが多い国ですが、貧しい家の女の子でも学歴をつけてもらえて、世界に羽ばたくことができるのでシスターになっていくということが多いのではないかと思います。

孫　先ほどスピリチュアルケアの養成についても触れられていましたが、スピリチュアルケア学会がスピリチュアルケア師を養成している形なのでしょうか。

深谷　スピリチュアルケア学会が認定しているというのが正確です。スピリチュアルケア学会の認定プログラムが２０２２年時点で9講座あり、そこがスピリチュアルケア教育をやっています。二年制のところもあれば三年制のところもあり、単位数などかなり規定がありますが、背景的にはキリスト教系の人と仏教系の人が入り混じったプログラムがあったり、私は臨床パストラル教育研究会というカトリック系のところに所属しています。宗教的な背景が全くないところもあります。

孫　ありがとうございます。宗教的な背景によって認定プログラムごとの特色も出てきそうで興味深いですね。

スピリチュアルケアとパストラルケア

孫　深谷先生は臨床パストラル教育研究会でスピリチュアルケア師の養成に携わられているとのことですが、パストラルケアという言葉は今回初めて知りました。先生の著者のなかにも書いてありましたが、パストラルケア、パストラルカウンセリングとはどういうものか改めて教えてもらってもよろしいでしょうか。

深谷　スピリチュアルケアというのは、もともと牧師や神父が行っていて、その人たちは信者さんの世話もするわけです。信者さんが信仰上の悩みを持つ。私はこんなことをやってしまいましたが、神様は許してくれるのでしょうか。こういう考え方でいいのでしょうか。あるいは家でこんなことがあって、今子どものことで悩んでいますといったようにいろいろあります。

信仰というベースを持ちながら、カウンセリングによって信者さんの悩みを聞いて答えていくというのがパストラルケアです。

パストラルカウンセリング、パストラルケアは神学校でも教えています。だから信仰をベースにして考えていけばいいわけです。しかし、たとえばアメリカでは宗教的なダイバーシティ、多様性があります。病院に行ったらイスラム教の人も仏教の人もいろいろな宗教的背景の人がわちゃわちゃ来ます。そうするとたとえば牧師や神父が勤めたとしても、キリスト教をベースにしたパストラルケアだけではやりきれません。その限界が広がったのがスピリチュアルケアと考えたほうがいいと思います。

孫　ありがとうございます。チャプレンの方については基本的にはキリスト教系のバックグラウンドを持った方がされているということなのでしょうか。

深谷　浄土真宗の尼僧の資格を持っている方もキリスト教系の病院でやっている例がありますね。チャプレンという肩書かはわかりませんが公立病院では仏教系の方がカウンセラーとして活動されています。もちろん仏教系のビハーラみたいなところもあります。通常はキリスト教系の病院だったらキリスト教系の方、牧師さん、神父さん、スピリチュアルケアワーカーでクリスチャンという人たちがいると思います。

スピリチュアルケアの専門職

孫　今度はスピリチュアルケアの臨床の現場の話をお聞きします。チャプレンの方はスピリチュアルペインや実存的な苦しみに対してケアをするのが基本の役割かと思います。先生が調査されたり、ご自身で臨床に接したりしたとき、現在のスピリチュアルケアの課題と感じる点はどういったところでしょうか。

深谷　１つは、日本の場合は宗教に対する拒否感がとても強い点です。チャプレンが訪室するとき、訪室自体を嫌だという人もいます。宗教ということだけでダメということですね。あと看護職自体がチャプレンをうさんくさがって近づけないというのが結構あります。医療者間の連携がうまく取れているとチャプレンもスッと入っていけて役割を果たせますが、そこが難しいですね。要するにキリスト教系病院でスピリチュアルケアをチャプレンが担っていくにしても、看護師さんが理解して、ある程度話を受け止めて、ここはチャプレンに任せるところだなということがわかっていてくだされないと、にっちもさっちもいきません。
あとは緩和ケア科の場合、病棟自体は緩和ケアの病棟であっていわゆるホスピスではありません。苦しみが強くて早いポイントで鎮静をかけてしまった場合は患者さん自体が昏々としてしまい、本当は聞きたいこと、話したいこと、つらいことがあると思いますが、スピリチュアルケアをやっている時間がありません。そのためチャプレンは腫瘍内科など、他の科のほうが活躍できるといいます。

孫　私自身はスピリチュアルペインを感じていらっしゃる患者さんが結構現場で多くいると感じています。死んだらどうなるのですかという問いを真正面からされることは少ないですが、患者さんの宗教観に触れるような場面はあります。私たちもスピリチュアルケアについては学ぶものの、実践としての経験値がものすごく少なくて、そういうときにどういうふうに受け応えをしていいかがよくわからないという不安があります。
今、先生がおっしゃられた、ここからはチャプレンに任せるところだといった判断の部分をわれわれも学んだほうがいいのでしょうね。実際はチャプレンがいない病院のほうがむしろ多いと思いますので、そういった場合にどう考えていくか、どう寄り添うかを医療職が学ぶことも大事なのかなと思っているのですが、そのあたりはどう思いますか。

深谷　自分がチャプレンにインタビューを行って書いた論文を今回の対談の前に読み直していました[1]。スピリチュアルペインを抱えた方は基本的に極限状態で一定の答えを求めるというところがあります。私たちのような専門職が答えを出すのはいかがなものかという意見もあるかとは思います。しかし、患者さんがそれを全部受け入れるかどうかは別として、牧師さん、お坊さん、神父さんが一定の答えを与えることで患者さんが安心するということもあります。お医者さんがこのやり方でいいのだから、これで任せなさいというのは一種のパターナリズムで、現代の考え方では敬遠されるところがありますが、これは逆にスピリチュアルケアの専門職の権威を使っていくという部分です。たとえば「死んだらご先祖さまに会えますよ」でもいいし、「神様に会えて天国に行けますよ」でもいいけれども、チャプレンやお坊さんのような専門職がこういうふうに言ってくれたから安心できるという面もあります。「死んだらどうなるのでしょう、不安だわ」「地獄に行くのではないかしら」「こんな悪いことをしてしまって許されるとは思わない」といった罪障感に基づくスピリチュアルペインを吐かれたとき、もちろんお医者さん、看護師さんが言ってもいいわけですが、それだとある意味クレジットにならないわけです。病気のことだとクレジットになるけれども。頭を丸めた人が「大丈夫です」と言ってくれたからこそ安心できるという部分もあります、権威の利用ですね。

とくに人生の中で何かやっちゃった、すごく傷つけてしまった、私は地獄に行くわということをおっしゃるお年寄りがいらっしゃるけれども、そこを聞いて、受け止めて、大丈夫ですよと言ってくれることは日本人には必要なことかなと思っています。

孫　ご高齢の方がかなり増えてきて、病院で亡くなる方も多く、医療職も死に接する機会が増えてきています。そのなかでスピリチュアルケア、スピリチュアルペインの問題に関心が高まっているなと思います。専門職がいれば、その存在をもってアプローチする。先生の著書の中でいうと「ミニストリー・オブ・プレゼンス」という言葉になりますが、すごく勉強になりました。

深谷　ミニストリー・オブ・プレゼンスというのは、そこに共に存在することによる臨床牧会、支えや慰めを表す言葉ですね。牧会とは、復活したキリストが弟子のペテロに「私の羊を飼いなさい」

と言うヨハネ福音書の記事からきた言葉で、牧師や神父が信者さんの世話をすることです。ミニストリー・オブ・プレゼンスはしたがって、信徒さんに対する牧師や神父の寄り添うケア、ということになります。

佇んでいく力

孫　最近私たちが読む文献や教育においてもDoingとBeingの違いが強調されています。Beingのほうがそういったスピリチュアルケアの場では大事になるということ、「どうするか」ということよりも「どうあるか」みたいな形で傾聴して寄り添うことが大事と言われます。

死の問題となると、基本的に誰も死を経験したことがないわけです。私たち自身も死に対する恐れがあり、死に対して言及する怖さとかがあるのかなといつも思います。それもまた一つの課題なのでしょうね。

深谷　死に対する恐れですね。私も自分の父親を自分の手の中で看取ったことがあり、死に対する恐れを感じた経験の1つとしてあります。

これまで携わった方でいうと、外国の言語学の先生で、前の病院でお医者さんとの対立がひどくて移ってこられた方がいました。女性でしたがかなりものをはっきり言われる方でした。その人の看取りに、毎日のように通った経験があります。亡くなる前日まで話を聞き続けて、リクエストに応じて祈り続けました。

2、3週間通ったと思いますが、牧師であってもご飯が食べられなくなるぐらい重たいです。逃げたい、逃げだせたら、どんなにいいだろうと思いました。

医療者の方は仕事だからある程度耐える力はつけられているかもしれませんが、一人称の死として考えたときにはかなり重たいです（死の人称：フランスの哲学者ウラジミール・ジャンケレヴィッチが唱えた死の3つの区分で、自分や自分の存在に関わる死を「1人称の死」、自分に近い近親者の死を「2人称の死」、自分とは直接関係ないテレビの報道などで知る死を「3人称の死」とした。両親の死などは自分の存在にも影響を与えるため、「1・5人称の死」と言われる）。孫先生の言われたように一人称の死に耐える力をつけていくのはすごく大変な課題かなと私も思います。牧師であってもしんどいことはしんどい。だからお医者さんでもしんどいと思うし、看護師さんもしんどいと思う。

もしも逃げないでいられるとするならば、無限の闇の前に立っている、あるいは飲み込んでいく大河の前に立っているような感じだけれども、その前に無力である自分を認めて、無力な患者さんと一緒に佇んでいく力というのは信仰の力なのかもしれないですね。

そういうとき、無宗教の人と出会っても祈らざるを得ないという話を淀川キリスト教病院の藤井《ふじい》理恵《りえ》先生はしています。私が思うに日本では一番ベテランで、力量のあるチャプレンだと思いますが、あの人も無力を感じながら死の前に立っている、患者と一緒に限界の前に佇んでいる。ただ佇んでいる力を関係性の中で共有していくという話をしています。そのなかで祈りが自然に生まれてくる。そのような姿勢がキリスト教チャプレンの在り方だと思います。

自分の中の悪

孫　先生のお話で、人間はどうにもならない黒いものを抱えているという話がありました。どうにもならない黒いものというのは、自分の中で感じてしまう、どうしようもない苦しみ、苦悩みたいなものなのか。あるいはキリスト教には原罪という考え方がありますが、その辺とつながっているものなのか、お聞きしたいと思ったのですが。

深谷　たとえば昔、ゼミにのび太君というあだ名の学生さんがいました。のび太君は中学生の頃、いじめられっ子でした。めちゃくちゃいじめられていて、かつあげされて、いろいろ取られてしまった。ところが、あるときにかつあげしてくるいじめっ子のジャイアンが弱ってきて、のび太君のほうに寄ってきたのだそうです。彼は反撃だといってジャイアンをボコボコにしてやった。そうしたらジャイアンはあるときから学校に来られなくなって転校してしまったのだと告白しました。

のび太君はそれで本当によかったのだろうかと言うのですね。ボコボコにされたからボコボコにしてしまった自分というのがいて、今はもう取り返しがつかないわけです。それで自分は本当によかったのだろうか。自分の中にどうにもならない、暴力性というものを感じるという話をしていた

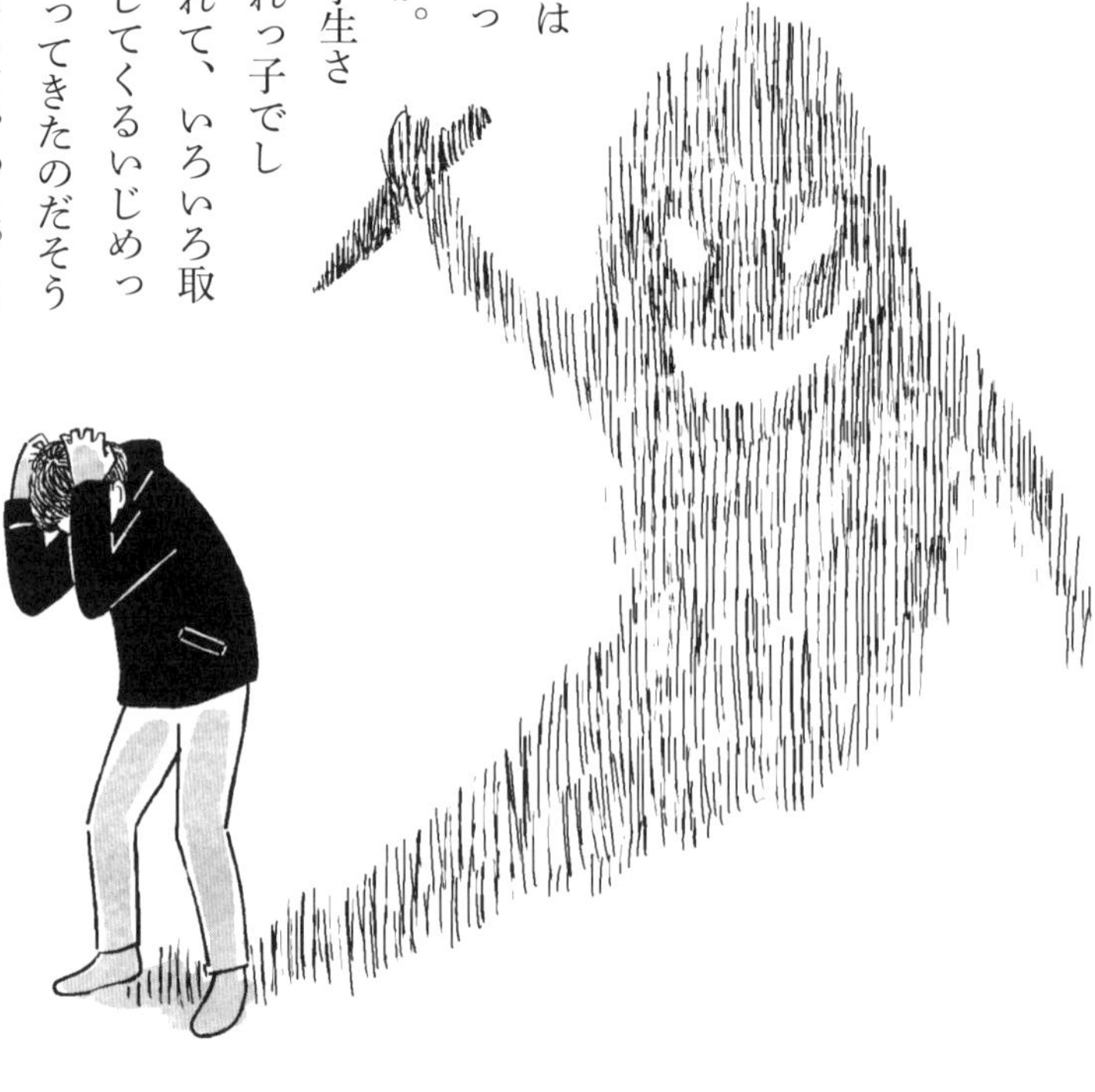

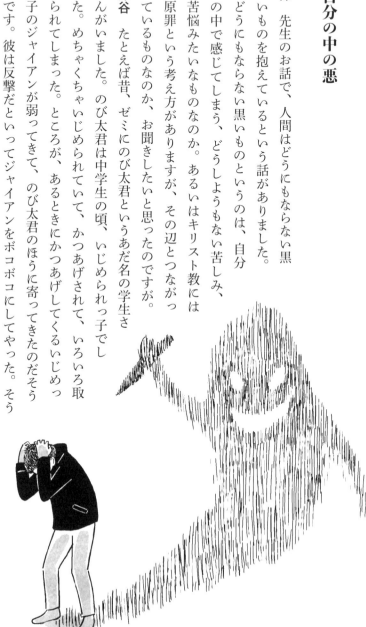

ことがあります。

それを原因論として見てみれば、神との断絶の中で生まれた原罪と呼ぶこともできるだろうし、仏教的にいったら罪業というか業ですね。そういうものとして感じるわけです。

宗教の教義のなかでそういうものを何と名付けているのかはそれぞれあって、その起源論もあるわけです。でも自分の中、人間性の中に悪に傾斜する何かを感じる。だからこそ救われがたい人間だと感じる。それだからこそ救いを求めるというふうにステップになっていきます。仏教だったら、それは阿弥陀さんとつながることだったりするかもしれないし、キリスト教だったらキリストにつながることだったりする。それが宗教のアンサーということなのでしょうね。

キリスト教の霊魂観

孫 対談のはじめに先生のご経歴の話で、先生の個人的な体験について聞かせていただきましたが、解剖の話が印象深かったですね。医学生も1年生か2年生のときに解剖実習をやります。そこで通過儀礼のように「人間の死」というものを全員が自覚します。ただ、医者になってくると死というものに慣れてしまったり、人間を精巧な部品でできた機械と捉える生物医学モデルに慣れてしまったり、人間が実存みたいなものを持った存在であることが何となく忘れられてしまうところがあるのではないかと思っています。

先生が解剖を担当した医師から、これが腎臓だよ、肺だよと言われたとき、人間の死とは何だろうと思われたという話がありましたが、現代の医学はキリスト教の方からはどういうふうに見えているのでしょうか。

深谷　ホリスティックに見られないという感覚はあります。その解剖のときのご遺体は、おそらく60歳ぐらい、今の私と同じぐらいの年のおやじさんで、白髪がチョボチョボ出ていました。腕に相合い傘の入れ墨があって、ハートが描いてあって、何とか命と描いてあります。彼女か奥さんの名前なんだろうなと思いながら見ていました。そういうのが見えても死体を解剖しているドクターが、これは胃だよ、これは何とかだよと取り出していくわけです。何だろうなと思いました。

解剖の最後のほうで内科の先生がやって来て、「こいつはいい男だったな」と一言おっしゃった。内科の先生はその方のことをすごくよくわかっていて、「いい男だったな。本当にいいやつだったよ」とご遺体を目の前に声をかけていたんです。でも外科の先生は「これが心臓だよ」「これは何だよ」と続けていて、ドクターでも認識の違いというか、全人性の捉え方の違いがあるのかなとちょっと思って見ていました。

私はどうなったかというと、ソーシャルワーカーの部屋に戻ったら、面白い話で、おやつが桃色の大福餅でした。今やってきたばかりの解剖を思い出すものだから、嫌々食べました。それでもそのときは人の遺体や内臓を見てしまって、こんな体験をしてしまったけれども自分は大丈夫な人間なんだと思ってちょっと誇らしく思ったところもあったんです。ただ家に帰ったらめったに熱なんて出さないのですが、38℃を超えた熱を出しました。やっぱり社会福祉をやっている一般の女子学生から見るとショックなのですね。医師の方々がそれに慣れていくというのはすごいことです。ある意味、物としての死に慣れてしまっていると思います。

孫　先生の著書では、死が終わりではないと書かれておられました。宗教的な仕事に携わっている方は死が終わりではないとわかっておられると思いますが、医療従事者の場合は、死は一つの終わりという感じに見えてしまっているところがあると思います。「魂の存在」はなかなか口にできず、非科学的と捉えているところがあります。とくに日本では死後の世界とか魂の存在について、医療従事者、とくに医師は科学的な理論の下に実践している医師がそういうものについて言うことはタブーみたいな感じがあります。ご著書を読ませていただくなかで私が「あっ」と思ったのは、死後の世界や魂を前提としているから、死が終わりと考えるわけではないという記述です。関係性のなかで残っていくような存在とか、そういうところも踏まえられているのかなと思ったのですが、その辺りはいかがでしょうか。

深谷 復活があるからとか、死後の世界があるから死は終わりではないとチャプレンの人は言います。たとえば「死んだらどうなりますか」と言ったら、チャプレンによっては「復活がありますよ」と言う人もいれば、「死んでも永遠の命がありますよ」と言う人もいます。

孫 キリスト教においては魂というか霊魂はあって、それは基本的に不滅というか、永遠のものであるということですね。

深谷 神から出てきて、神の下に戻っていく。それは輪廻転生したりはしないのですね。だから亡くなっても葉っぱのフレディのように、また生まれ変わってくるというか、何か違う元素になって出てくるというようなこともないです。私のお墓の前で泣かないでくださいみたいな、私は千の風になってしまうこともないのですね。神の下で神につながれて永遠に自分はある。どういう存在になるかよくわからないのですが、自分が失われてしまうことはない。これがキリスト教の霊魂観ですね。

孫　私が「なるほど」と思ったのは、たぶんその違いですね。仏教でも輪廻転生的な考え方とか、大いなる生命のエネルギーみたいなものへと帰ってゆくみたいなイメージがあったので、それとはまたちょっと違うという。

深谷　違うのだと思います。

孫　そうですね。

深谷　カトリックの二十歳ぐらいで若くして死んでしまった小さき花のテレジアという聖人がいます。その人は肺病で亡くなるのですが、私が滅びるのではない、命に入るのですといった言葉を残しています。

だから神と共なる、とくにカトリックの神秘主義の人たちに言わせると花婿になるキリストとの合一のときなのです。大いなる合一のとき、光の中で一緒になっていく。そういう感じの霊魂観ですね。

今のクリスチャンが光の中で花婿キリストと合一していくと思っているかどうかわかりませんが、ともかく神様にお会いして、永遠の休息に入っていくわけですね。

苦しみによる連帯

孫　あと個人的にすごく感動した部分があります。苦しみが自分のためだけでなくて、自分が苦しむことで、他者が慰めを受ける源とされるというスピリチュアリティが書かれた『コリントの信徒への手紙』です。

わたしたちが悩み苦しむとき、それはあなたがたの慰めと救いになります。また、わたしたちが慰められるとき、それはあなたがたの慰めになり、あなたがたがわたしたちの苦しみと同じ苦しみに耐えることができるのです。（コリントの信徒への手紙二一章六節）

たとえば、ある人が病気になったとして、その苦しみは単なるその人一人のための苦しみではなく、その病気の苦悩を通して神は他者に何かを教えてくれる、あるいは他者が人生の意味づけを得られるという視点です。苦しみの癒しを私は結構エゴイスティックに捉えていたというか、自分が苦しむことで他者が癒されると考えていなかったので、これを読んでいて、なるほどとすごく思いました。医療も苦しみの緩和が根っこにあるので、ここは宗教とも結構近いところかなと思いました。

あと本当に浅い勉強ですけれど、仏教を勉強していると、苦しみをどうするかというところをとくにブッダは説いていますね。ブッダの教えでは愛という概念はほとんど出てきませんが、苦しみの緩和のところは結構近いのかなと思いました。

深谷　孫先生の挙げた『コリントの信徒への手紙』の冒頭に、自分が苦しんでいることはあなた方の慰めになっていくし、あなた方が慰められれば他の人たちも慰められていくということを言っています。神からいただく慰めによってあなた方は慰められている。自分が苦しむとき、後になってこの苦しみを用いて苦しむ人を理解してあげることができ、慰めることができるようになる、そして人類の連帯が生まれるわけです。苦しみによる連帯、慰めの連帯を作っていく。そのあたりを『コリントの信徒への手紙』の冒頭のところは感じ取らないといけないですね。

キリスト教は上と下とのマンツーマンではなくて、横が広いのですね。仏教もそうではないとはいえないのですけれど、ただ自分だけが上昇するとか、自分だけが聖なる人間になる、超越することはないです。横が出てきます。

孫　横のつながりということで言うと、キリスト教ではチャーチというものがありますね。

深谷　そうですね、チャーチという共同体でもって、キリスト教の慈善事業につながって、社会福祉につながってきた歴史があるわけです。

孫　仏教でもサンガ（僧伽）という、仏教を信じる人同士の集まりとか連帯が大事だと言われていて、そこはチャーチの本来の意味と近いなと感じていました。

瞑想から得られるもの

孫　これまで私のほうからいろいろと質問させていただきましたが、先生から私に聞いてみたいことはありますか。

深谷　そうですね。先生はマインドフルネス、瞑想に関心があるということでしたが、瞑想を通じてどういう体験をしていくのか。感じたこと、気がついたことはどんなことなのかを伺ってみたかったのですが。

孫　本当に限られた時間でしかやっていないのですが、私の場合は主にベトナム出身の仏教僧ティク・ナット・ハン師の本を参考にしています。１９６０年代のベトナム戦争への反対運動においてキング牧師とも連携して、世界的に仏教を広めた方です。

最近、ティク・ナット・ハン師のマインドフルネスのワークショップなどの機会が日本でもありまして、それに参加する形での体験です。実践（プラクティス）を重視するので、瞑想でも座禅のように座って行うものもありますが、歩く瞑想とか食べる瞑想というのもあって、ご飯を食べるとき、しっかり味わって食べるという、非常に単純なことなのですが、そういう中から気づきを得るというものです。師の本に仏教的な教えが書いてあって、実践とともに仏教哲学も学べます。

たとえば朝、瞑想していると、普段いろいろ悩んでいること、今こういう仕事がうまくいかないとか、家族と友人関係のこと、自分もだんだん年を取ってきたな、いつ頃死ぬのだろうか、そういういろいろな不安とか恐れみたいなものが、瞑想をしていると、今現在しかないのだなということに気づくことがあります。そうすると悩みみたいなものがなくなるような感じがします。自分の存在に対しての気づきみたいなものが得られます。自分の将来とか過去のことを恐れる1つの原因が、思考のとらわれみたいなところから出てくるので、そこをいったん解いて、上から俯瞰して見るような感覚が瞑想で得られたりします。

深谷　俯瞰する感覚ですか。

孫　そうですね。あと今回の対談の関連ではティク・ナット・ハン師の『イエスとブッダ：いのちに帰る』（春秋社、２０１６）という本があります。それも非常に面白くてキリスト教と仏教の教義を俯瞰して共通する基盤のところをわかりやすく語ってくれています。仏教では愛、アガペーみたいな直接的なことはいわないのですが、相互存在、Inter-beingという、あなたは私であるみたいなことがいわれています。仏教とキリスト教が実は近いことを教えているのだと書かれています。

深谷　私は大学院の頃、カトリックの神秘主義の本をいっぱい読んでいました。1時間とか2時間とか、時間があれば毎日座っていた時期があります。瞑想というか、カトリックの場合は念祷というのでしょうか。念祷の深まりという体験もいっぱいあって、気づきをたくさんもらったりしたこともあります。いまだにその気づきが指針になっていたりすることもあります。だから瞑想というものから人間が得られるものは結構いろいろあるのだろうと思って、聞いてみました。

孫 仏教的なマインドフルネスの場合は、雑念を払って、「今」、「ここ」に意識を集中させていきます。先生がされてきたキリスト教の念祷というのはそれとは違ったものになるのでしょうか？

深谷 キリスト教の祈りには「声祷」(声に出す祈り)、黙想(聖句等を沈黙のうちに思いめぐらす祈り)、念祷などがあります。プロテスタントは普通は念祷はしないですね。

念祷はひたすら、イエスキリストを念じ、一致していくんですね。唱えるのは「主イエスキリスト あなたを愛します」というような簡単な祈りだけです。

カトリックの聖テレジア、前述の小さき花のテレジアに対して大テレジアと呼ばれる女性ですが、彼女の書いたものに「霊魂の城」と呼ばれるどんな深まりを経験するかということを書いた本がありまして参考になるのですが、はじめは雑念が来たり、考えてしまったりするのです。しかし、だんだん喜悦を感じてくる。そして最高に深まると、意識が全く捉えられてしまう。その状態が純粋な観想の状態です。自分もいなくて、場合によっては音も聞こえない。「我もなく、世もなく、ただ主のみいませり」という讃美歌があるのですが、たとえればそんな感じでしょうか。

気づきは副産物ですね。「下を見るな。下には答えはない。自分を見るな。自分の影におびえるな。ただ顔をあげて神を見なさい」とか「欲しい愛をくれなかったからといって、愛してくれないわけではない。人間の愛とは多くはかけちがうものだ」とか初期にはかなりそういう気づきが多くて、カードに書き留めていました。

介護の苦しさ

深谷　もう1つお聞きしたいことがあって、在宅で患者さんを診療して支えるとき、家族との関係で難しいことがいっぱいありますよね。家族だから、在宅だからこそ難しいこと。在宅で看取りをし亡くなっていくことの難しさを経験したことはおありですか。

孫　病院での看取りと在宅での看取りの両方を経験しますが、総じていうと在宅での看取りのほうが本人にとってもご家族にとっても満足度が高く、悔いが残りにくいと感じています。病院に比べると家族が付ききっきりになりますし、介護は大変です。しかし本人も家族もできれば家で最期を迎えたいと思っているとき、短期間でも最期に家で過ごせると、とくに家族からの感謝度が高いと感じています。

最近はコロナ禍で病院での面会はほとんどできないです。入院している患者さんのことを家族はものすごく心配しているけれども会えない、という状態で実はものすごくストレスが高いだろうと想像します。

われわれとしてはそれでもしょうがないのですみません、という感じで今は進んでいますが、死ぬ瞬間までほとんど家族に会えないというのは、本当はものすごくつらいことだと思います。人生最期の日々においては、数日間でも1週間でも望んでいる場合は家に迎えてあげたほうが満足度、幸福度が高いのではないかと感じています。

深谷　私ではなくて、他のチャプレンから聞いた話にはなるのですが、在宅医療の場合、患者さんも家族もたしかにある意味ハッピーだけれども、家族は病人を一人抱えているということで行動の制限ができてものすごくストレスがたまっていくということを聞きました。関係性がある程度よければいいけれども、関係性が悪いと生涯続いてきた家族の悪い関係性の中に置かれていくわけでめちゃくちゃなことになっていきます。患者さんも家族も安らがないまま亡くなっていくという事例の話をしていた記憶があって聞いてみました。

孫　やはりいろいろな形があると思います。険悪な家族関係というのもたくさんあるのでしょう。在宅看取りに移行できたケースはいろいろな条件がよかったからというのはあると思います。ただ、本当に苦しみながら自分の親を介護していた息子さんが、最後つきものが取れたように、「本当にありがとうございました」という形で感謝されたりというのを見ると、この方にとっては家での自分の父親の看取りはすごくよかったのだろうなと感じます。

介護してハッピーな、何も問題ない看取りもありますが、トラブルがいっぱいあったり、介護者が私たちにこれが困った、あれが困ったといってくる形で、なかなか厳しいなと思うこともあります。そのなかでなんとか看取りができたというときは、ほとんどの方は家で看取れてよかったですという感想をおっしゃることが多いので、単純な苦しさだけでは測れないものがあるのかなと思います。

20世紀神学の到達点

孫 個人的に私は映画がすごく好きなのですが、遠藤周作《えんどうしゅうさく》の『沈黙』は原作も読みましたが、映画（マーティン・スコセッシ監督、２０１６）にもすごく感動しました。貧しく虐げられている人たちが非常に苦しんでいるのに神はなぜ沈黙しているのか。なぜ何も答えてくれないのだという問いですね。あれもすごく心に響きました。

先生の著書でもそういう質問にどう答えているかというのがあって、すごく興味深かったです。実際、キリスト教の信者からどうして神は沈黙しているんですかという問いを受けることはあるのでしょうか。

深谷 あります。2年ぐらい前になりますが自己免疫疾患に加えて統合失調症を抱えている方で、私はどうして癒されないのだろうと切迫した形で電話をかけられました。電話をかけるのも1週間に1回、1時間だけというようにちゃんと距離をとって支援していきますが、なぜ私は苦しいのか、苦しい、苦しいというだけの電話を1時間聞き続ける経験がありました。なぜ神様は助けてくれないのかと言われることはすごくあります。神義論というのですが、ひもとけば不正なことをする神はいかにして正しいものとされるのかということです。

答えはあってないようなものです。余談ですがギリシア神話の神様は人間くさくて、人間に対してとても無関心です。「暇な神」と言ったりします。キリスト教の神も苦しまない、痛まない、悲しまない。感情的にはギリシア語でアパテイアといわれていました。

ところが20世紀神学のところで人類はアウシュヴィッツを経験します。ユダヤ民族がホロコーストに遭っていき、また周辺にいたヨーロッパの人でもいっぱい苦しんで死んでいくなかで神はどこにいるのだという問いは生まれてきます。

エリ・ヴィーゼルの『夜』（みすず書房、1967）という作品があります。アウシュヴィッツ強制収容所の中で何人かの脱走を試みた囚人が処刑されています。それをユダヤ人たちが見ているわけです。1人年端のいかない少年がいます。その少年も吊るされているわけです。群衆が言いました「神はどこにいるのか、神は死んだのか、神はどこにいるんだ、神はいないのか、どこにいるんだ」。すると、どこかから声が聞こえる。それはその人の心の中で聞こえたのか、誰かが言ったのかわからないけれども、「神はそこにいる。そこで吊るされて、彼らと一緒に死んでいる」。

だからアウシュヴィッツの惨禍の中で20世紀神学が出した答えは、神はどこにいるのかといったとき、吊るされて死んでいる、苦しんでいる人間たちと共に苦しんで最後まで一緒にいるのが神だ。神はどこにも行かないということです。

キリスト教の神様は居場所のない神です。日本だったら山があったり、神社があったり、どこかに祀られています。土地を持っている神です。ところがキリスト教の神は土地を持たない神です。

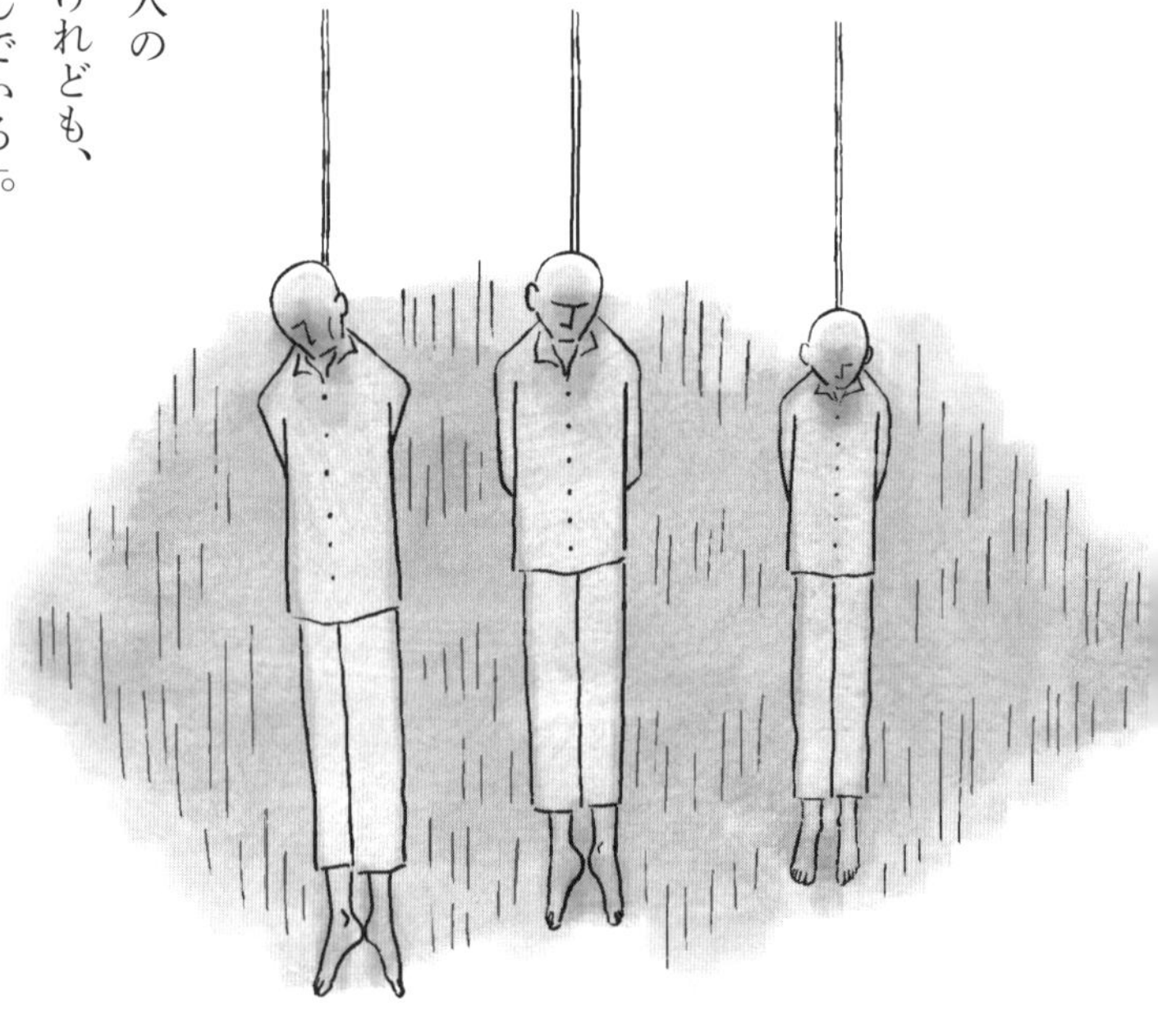

土地を所有しない。だから祠とかはない。ユダヤ教の神殿だって、エルサレム神殿は跡だけ残っていますが、旧約聖書では要らない建てるなと神様は言っています。ともかく人間と居たがる。どこまでも人間と居たがる。苦しみを共にしたがるというのがキリスト教の神の性格です。どこまでも人間を追い求めて、追いかけてつきまとうのです。その神は人間の苦しみのとき、どこにいたかといえば人間の中で苦しんでいた。共に苦しんでいたというのが20世紀神学の到達点です。遠藤周作もそれに乗っかっていると思います。

北森嘉蔵《きたもりかぞう》という東京神学大学の牧師さんがいます。彼の書いた『神の痛みの神学』（新教出版社、1946）とかユルゲン・モルトマンという神学者の『十字架につけられた神』（新教出版社、1976）とか、その辺をたぶん遠藤も読んでいて、『沈黙』（新潮社、1966）、『イエスの生涯』を書いていると思います。これは神学校に行って初めてわかったことですが。

孫　すごく興味深いです。啓蒙主義とか、人間の理性を高らかに謳っていた哲学もアウシュヴィッツのユダヤ人虐殺、ホロコーストで人間の理性が行き着いたところがこういう凄惨な虐殺とか戦争だったではないかというところで大きな挫折点になっています。

最近、エマニュエル・レヴィナスという哲学者の本『全体性と無限』（講談社学術文庫、2020）を精読しました。彼もユダヤ人で、ハイデガーの存在論を批判的に継承して倫理的な哲学「他者の哲学」を打ち出しています。読んでいると、彼の場合は哲学ですが、無限という言葉で神に近いような存在が自分の個別性とか存在の基盤を作るみたいなところを語っていて、この話と近いなと感じています。

私がキリスト教に対してものすごく興味が尽きないのは、仏教もそうですが、2000年経っても人々の心を魅了してやまないところです。聖書というのは人類史上最大のベストセラーブックだと思います。私もときどき拾い読みぐらいはしますが、熟読できていないので、いつかしっかり読みたいと思っています。

深谷　拾い読みでもつまみ食いでもよいので目を通してくださったらいいかなと思います。酒のつまみでもいいかもしれません（笑）

どうもありがとうございました。

孫　長い時間、ありがとうございました。

参考文献

1　深谷美枝、柴田 実：スピリチュアルケアと援助者の宗教性についての実証的研究、明治学院大学社会学部付属研究所研究所年報、42：43-57、2012

スピリチュアリティを辿る

プライマリ・ケア医
孫 大輔

×

宗教学研究者
島薗 進（しまぞの すすむ）

上智大学 グリーフケア研究所 客員教授．東京大学名誉教授．近代日本宗教史，宗教理論，死生学などを主な研究領域としてきた．『教養としての神道 生きのびる神々』（東洋経済新報社，2022）をはじめ著書多数．

孫　今回宗教学の大家である島薗先生と対談させていただくことを大変嬉しく思います。私自身が総合診療医として、死に接するときの心構えというところに関心があるのですが、医師が受ける教育のなかではそのようなことはほとんど触れられていない現状があり、そのような課題を捉えての本企画となっています。

先生の著書も何冊か読ませていただきましたが、本当に先生の学識は幅が広すぎて捉えきれないところがあります。先生の『新宗教を問う　近代日本人と救いの信仰』（筑摩書房、２０２０）という新書や『現代宗教とスピリチュアリティ』（弘文堂、２０１２）も少し読ませていただいて、スピリチュアリティという言葉の概念が私のなかでかなり広がって変わってきたという印象がありまして、まずその辺から先生とお話しできればと思っています。

日本のスピリチュアリティの変遷

孫　今、医療ではスピリチュアリティというとすごく狭い意味で捉えられている気がしていて、緩和ケアやスピリチュアルケアに当たるときにだけ意識される言葉なのかなと思います。先生の本を読みますと、もう少し広い意味に捉えられていたり、現代の大きなテーマになってきているのではないかというように感じました。先生の考えられるスピリチュアリティについて、まずお話を聞かせてもらってもいいでしょうか。

島薗　スピリチュアリティの話をすると私の人生全部が関わってきて、長い話になりそうなので、うまく、短くまとめたいと思います（笑）

私は東京大学に入学して医学系に進学するつもりでいたのですが、結果としては宗教学を選択しています。当時は学園紛争やベトナム戦争という時代でした。うちの父親は精神医学をやっていたのですが、あの時代は、東大の医学部とか、あるいは精神科からすると、大きな転換点であったのではないかと考えられています。

その変化は緩和ケアや地域医療の場にいれば、より早く察知できるようなところもあったのかなと思います。つまり、専門知識、生物学的医療が専門家として非常に強い権威を発揮するという時代、そこに自分の足場を置けばいいという医療の時代から、やはり、医療は人と人との交わりのなかで生じるのだということを重視する時代に転換していったわけです。そのなかには死や人生の危機という次元が入っています。

そういったことが当時学生だった私には、どうも医学部の教育のなかには見えないような気がしていました。生物学の授業でカエルの解剖をやって、次には人間の解剖をやらなければいけない。それが医学か、という感じで自分としては、これは違う。つまり科学、理系だけれども人間との関わりで学ぶのが医学だと思っていたのですが、生物としての人間を学ぶ方向に偏っていると。結局、自分の人生を選ぶときに主体性があまりにないではないかと考えて、そもそも何のために生きているのかとか、自分の足場になるものは何なのかとか、そういうことも考えざるを

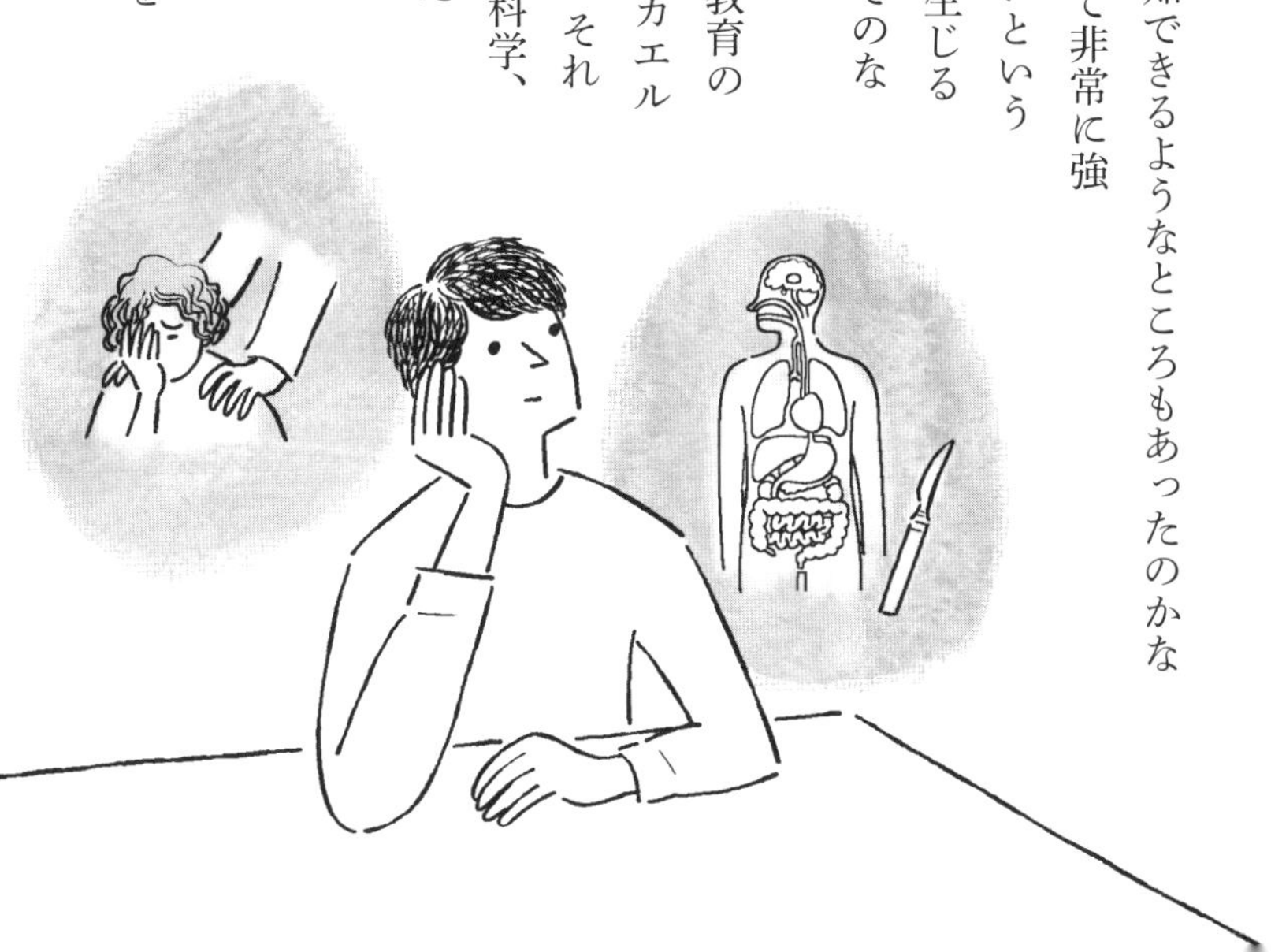

得なくなって、それで宗教学に行くことにしたのでした。

ところが、立派な宗教思想や宗教者のことについて学んでも、自分が宗教を深く身につける方向へ行けるかというとそうではない。自分の家は浄土宗であり、母親はキリスト教のミッションスクールでかなりの影響を受けたらしいですが、自分のなかにはそういう身につくものとしての宗教は入っていないのです。現代は私と同じような人が増えていて、科学やこの世の実用的な知識だけでは心の安定が得られない方が実は結構いるのではないかと思います。

精神世界という運動が出てきたのが70年代で、この精神世界というのはアメリカではニューエイジと言ったりします。もう宗教の時代は終わった、しかし、近代科学に頼ることはできない、近代科学には大きな欠陥がある、それで宗教と科学の新たな融合の時代が来るというのがニューエイジ、新しい時代だ。そういう文明史的な転換があるという思想です。これを宗教に代わってスピリチュアリティが尊ばれる時代だと捉えることもできます。当初、日本語では霊性と訳していましたが、なかなか霊性という言葉も定着しないので、カタカナでスピリチュアリティと言うようになりました。

この流れは、文系の学術や教養文化の変化で近代の次に来るものは何かという問いと結びついていたと思います。このような領域でのスピリチュアリティというのは非常に幅広いものを指しておりました。実は最初私どもは気がついていなかったわけですが、同じ時代にホスピス運動や死生学というのが医療やケアの領域からも同様の動きとして生じていたのだとだんだん認識するようになりました。それらを合わせて20世紀の最後の三分の一か四分の一の時代に新しいスピリチュアリティが生じてきていると捉えるようになりまして、そうすると自分の過ごしてきた時代感覚とうまく重なるようになってきています。

水俣病問題から立ちあがったスピリチュアリティ

孫　医学がそもそもは人の生と死に関わる実践であったのが、近代になってどんどん自然科学に収れんされていったところもあって、今、先生がおっしゃった緩和ケアやホスピス運動というところから医療にスピリチュアリティが関連していったという話も興味深かったのですが、私がいま専門にしている家庭医療学、ファミリーメディスンも70年代ぐらいから欧米で起こってきた新しい専門領域で、少し似たようなところがあると思いました。

医療はどうしても、内科学でさえも基本的には自然科学の枠組みで人間を分析していきますので、人間をナラティブも踏まえた総体として捉える視点がなくなってしまうという懸念があり、医療のなかからも疑問を突きつける形でファミリーメディスンのような形態が出てきた。患者さんたちからも自分の主治医はどこにいるんだという、ばらばらの専門家が寄ってたかって臓器を見ているに過ぎないのではないかといった視点があったのかと思います。

先生の著書『新宗教を問う　近代日本人と救いの信仰』（筑摩書房、２０２０）のなかで、新しいスピリチュアリティとして痛み（スピリチュアル・ペイン）やネットワーク的な共同性に関係のあるスピリチュアリティという話がありました。たとえば、依存症の自助グループの話や水俣病の被害者たちの話にも触れられていました。これがすごく心に残っておりまして、個人的には2年前に水俣に行きまして、そのときに相思社というＮＰＯの理事を務められている永野《ながの》三智《みち》さんにじっくり話を聞かせていただいて感動した経験がありました。

水俣というと、古くて新しい問題というような感じもありますが、これが先生の本では最後に位置づけられていて、水俣病から生まれたスピリチュアリティの考え方が新しい時代に実は大事なのではないだろうかと記述されており、すごく印象に残ったのですが、それについてお聞きしてもいいでしょうか。

島薗　１９７０年ごろというのは、大学の全共闘運動という学生運動が非常に盛んでした。これは世界的にベトナム反戦運動があり、五月革命、プラハの春という形で、冷戦時代の力で物を解決するという体制やイデオロギーの対立というところから何か新しい文化を求めるような機運があったと思います。そこでは新左翼というものが目立ったけれども、宗教というのはあまり表に出てきませんでした。

ところが、私自身がそうだったのですが、政治的に何か考えているようだけれども、それを支える哲学がないというか、生き方がないというか、頭のなかで理想、ユートピア的なことを考えているのですが、あまり自信がない。そういうなかで、自分の根っこになるようなものを探らなければいけないというときに、石牟礼《いしむれ》道子《みちこ》さんの『苦海浄土』（講談社、１９６９）が出版されました。キューブラー・ロスの『死ぬ瞬間』と訳されている『On Death and Dying』とだいたい同時ぐらいだと思います。

石牟礼さんは水俣の人たちとともに歩んでいる方で、患者さんや運動している人たちにすごく影響も受けています。運動した方たちは長く続けていくなかで、単にチッソ（旧 新日本窒素肥料）と闘っているんだ、公害をなくすんだというだけではなく、ある種の哲学というか生き方、運動を支えるものの見方を表明していきます。そのなかにはスピリチュアルなものがすごくあるわけです。石牟礼さんもそれを養分のようにしながら、早い時期からアニミズムとかそういうこともおっしゃっていました。公害の問題を考えるというのは生き方そのものが変わっていくことであり、それは地域の人たちのすでに養われてきているものと無関係にはありえないということだったと思います。

そこに原田正純《はらだまさずみ》先生という精神科医もおられたのですが、この方の生き方がまたそれと歩調を合わせるようでした。原田先生は宗教についてはほとんど語られないけれども、しかし、宝子と言われた胎児性水俣病の方たちから非常に多くを受け取っています。有機水銀に汚染された魚を食べた母親から生まれ、脳の障害で話すこともできない胎児性水俣病の子どもたちを指して、彼らこそがいのちの尊さや人として生きる喜びを教えてくれる宝子だと語る母親がおられました。原田先生はそもそも胎児性水俣病というものを見出した科学者としての貢献がありますが、この子どもたちが大切なことを教えてくれているという考えに深く共鳴されました。そのなかにはスピリチュアルな次元もあります。こういうことが日本文化の歴史のなかでとても大事な転換だったのではないかと思います。

同じ時代に社会学者の見田宗介《みたむねすけ》さんは『気流の鳴る音——交響するコミューン』（筑摩書房、1977）を書いていて、そのなかに北米のネイティブのシャーマンから学んだ経験を語るカルロス・カスタネーダの著作への共鳴も語られています。こういう流れは対応しているもので20世紀の文明のある種の新しい方向性を示していたものだったのではないかと思われ、今でも、その新しさがわかります。グリーフケアという面から見ても水俣病の人たちの活動には大きな意味があったと捉えられると思います。

孫　水俣病というと、私のなかでは最近まで学校教育で学ぶ歴史のことというイメージだったのですが、恥ずかしながら2年ぐらい前に石牟礼道子さんの『苦海浄土』を初めて知って、衝撃を受けたような形でした。

水俣病の語り部として活躍された杉本栄子《すぎもとえいこ》さんの活動と「もやい直し」(漁師が船を綱でつなぐ「もやい」のように、加害側と被害側が分断を超えて絆の回復を進めていくこと)、あるいは、「のさり」(天から授かった恵みのように、水俣病でさえも恵みと捉えること)などは現代にも非常に通じる重要な考え方だと思います。とくに今、分断が進行した時代といわれているわけですが、そういったなかでこの考え方は、どうしても対価性や、ギブアンドテイクにような資本主義的な思考が多いなかで、まずは自分が相手に差し出す、自分から変わるという考え、あるいはそういった過去のことを置いておいて、まずは関係性を修復していこうという姿勢であり大事なものではないかと思ったりしています。

病院から在宅への移行で変わる病の捉え方

孫　医療に関してお話をすると、医療の世界でも科学の進歩がすさまじいです。がん治療などもこの10年ですごく変わっていて、少し前までは抗がん薬ですごく苦しむ人が多く緩和ケアで受け持つ患者もなかなか治らないがんの方が多かったなかで、最近治るがんもどんどん増えてきたり、新しい生物学的製剤が出てきたりしています。そういった科学面の進歩と同時に、こういったスピリチュアルなケアも医療のなかでも少しずつ進んできているのではないかと思いますが、先生から見て医療におけるスピリチュアリティやスピリチュアルケアというのはどのように見えているのでしょうか。

島薗　私の父は1997年に、母は2009年に亡くなりました。その2人を看取った経験から言うと、その間に医療の変化をだいぶ感じました。母は在宅で最期を看取ったのですが、姉の家が私の家のすぐ近くにあって、そのころ私は死生学に親しみ始めていたので、看護の開拓者でもいらっしゃって、今、暮らしの保健室という地域の医療や介護の相談窓口をやってらっしゃる秋山正子《あきやままさこ》さんにご相談をしました。

そのころ在宅医や看護師がだんだん増えてきていたということで、病院にもときどき行っていましたけれども、訪問医療で半年ほど診ていただきました。糖尿病で最後は大腸がんから肝臓に転移したのがうちの母の症状だったのですが、やはり家で訪問看護の方に診てもらうのがとても助けになりました。そして、訪問看護の方とだんだん親しくなって、うちの姉は母を看取った後も一緒に食事をしたり友達になったようなところがあります。

その方に聞いてみると、病院より訪問看護の方が大変といえば大変だけれども、ずっと面白いと。というのは、病院のなかだと師長さんや医師の指示および規則によって動くので、自分で何か考えて自分なりの判断をし、行動する余地が非常に少ない。そして、相手との関わりのなかでどうしていけばいいかをともに考えるという契機は、もちろん病院のなかにもあるのですが、在宅の場合はずっと多いので、とてもやりがいがあると伺いました。

同じころだったと思いますが、精神科医療にＡＣＴというのがあったのです。“Assertive Community Treatment”日本語だと包括型地域生活支援という、障害者をできるだけ地域に帰して地域で世話をする、そのための費用は政府から補助金が出ているというものでした。その大会に参加させてもらったことがあって、そのときにＡＣＴに関わっているコメディカルの人たち、精神保健福祉士や臨床心理士、看護師等々、実に生き生きとしていました。そして医師もこれまで診ていた患者さんとの関わりと全然違う。つまり、外来や病棟で診ている患者さんは借りてきた猫と言うと少し違うかな、要するに、患者役割に適応しているわけで、そこにはまっている。そこに患者さんらしさはあまり出てこない。いわばアウェイに来ている患者さんをホームにいる医療関係者が診断したり治療したりする。ところが、在宅でケアをしていると、まずお茶を出してくれたり、向こうがこちらをケアしてくれている。そして、その人がどういう生活をしているかがわかる。

これは先に挙げた精神科医の原田先生がやったこともそうですが、生活のなかでこそ病というのはあるわけで、しかし、そのことが病院ではほとんど問題にならない。その辺の大きな違いを感じまして、それでは在宅医療を今後どのように展開していくかとなると、やはりスピリチュアリティという要素がさまざまに関わってくるであろうと思います。ここに宗教者が役割を持つ可能性も考えられるのではないでしょうか。また、ボランティアの人たちはどういうモチベーションでそれに関わるのだろうかというと、やはりスピリチュアリティが大いに関わってくるはずで、もちろん看護師さんや医療関係者もそこに思いを致さざるを得ない。そういう状況になってきているのかと思います。

孫　秋山正子さんは私も何度か対談をさせていただいてますが、医療が在宅医療を起点として少しずつ変わってきた感じがしています。今、先生のお話を聞きながら、医療が病院という生活者の文脈をはぎ取ったような場所で管理して診ていたものから、在宅になることで生活者が自分の場に戻って、医療者もその場に入っていくことで生活者に医療をどんどん開いていくような印象をもちました。スピリチュアルケアが限定的に医療のなかで導入されるという話ではなくて、医療者自身が患者の生活の場に入っていって、そのなかでスピリチュアリティにも触れていくあり方のほうが自然なのかなということも感じました。

だんだんまた時代が進んで医療が高度化する反面、もう一度医療というケアを人間らしいものに戻していこうとか、単に自然科学で切り分けるのではなく、人間をみるのに関わるいろいろな学問やスピリチュアリティといったもので捉えていくような視点もあるのかと思います。私自身もそういう方向性に関心を持っているわけですが、医師になった当初は腎臓内科に所属しておりまして、腎臓病の研究をやっていました。やはりあまりそれが面白いと思えなくて、一応最初の博士号は腎臓病の実験研究で取ったのですが、もう少し人間を幅広く捉えたいという思いから専門も変えて、地域医療というところに飛び込んでいったということがありました。

この対談の1ヵ月前に安倍晋三元首相が宗教2世にあたる男に襲撃され亡くなるという大きなニュースがありました。先に対談させていただいた森田敬史先生との話のなかで、地下鉄サリン事件などをきっかけに宗教への風当たりが強くなったという旨をお聞きしていたのですが、まだこの事件について解釈するのは時期尚早かもしれないものの、日本人の宗教観に与える影響について、お考えはありますでしょうか?

島薗　オウム真理教の地下鉄サリン事件の後には、もう宗教はいやだという声が高まるのではないかといわれたのですが、大学での宗教学教育への関心についてはむしろ高まったように思います。今回は宗教を欲深く利用しようとする政治家に批判が集まりました。また、韓国の教団指導部への反感はとても強いものがありましたが、日本人の信徒に対してはむしろ被害者として同情するような思いが強かったようです。そして、本来の宗教がもっと大きな役割を果たしてほしいという気持ちも高まったように感じています。オウム真理教事件のとき以上に、宗教についてもっと学び、その存在意義について理解したいという意識が強まるのではないか、そうなればよいが、と感じています。

孫　非常にセンシティブな話題ですがコメントいただきましてありがとうございます。オウム真理教の事件の後の状況と、今回はかなり異なる状況と私も感じており、宗教の社会的役割に対する関心はこれを機にむしろ高まっているように感じています。先生のご著書などを通じて、さらに考察を深めたいと思います。

グリーフケア研究所ができるまで

孫　島薗先生にはグリーフケアの話もお聞きしたいのですが、先生も所属される上智大学のグリーフケア研究所がつくられた背景には、日本の阪神・淡路大震災や東日本大震災の後の動きが大きかったのかなと感じているのですが、そういう認識でよろしいでしょうか。

島薗　上智大学のグリーフケア研究所は、たぶん世界に唯一の大学のなかにあるグリーフケア研究所だと思うのですが、これは髙木慶子《たかきよしこ》先生が作られたと言っていいと思います。それを応援されたのが日野原重明《ひのはらしげあき》先生です。

キリスト教の背景のあるお二人で、日野原先生は日本の緩和医療、ホスピス医療の草分けの１人ですし、髙木先生はシスターですが聖トマス大学の教員をなさっていたわけです。そして阪神・淡路大震災後のケアに大変熱心に関わっておられました。聖トマス大学は尼崎にあって、昔は英知大学といいました。しかし２００５年にＪＲ西日本の福知山線の脱線事故が、まさに尼崎で起こったのです。

カーブを曲がり損ねて、亡くなったのは１００人余りかと思いますが、この事故の被害者は結構若い人も多かったですね。京都まで阪神地方から通学するような人もいて、その遺族たちの悲嘆が大きな問題になりました。一方、ＪＲ西日本は自分たちに責任があるわけですから、どう遺族の思いに応えていくかという課題があった。そこで聖トマス大学の髙木慶子シスターが、その前から死の看取りのケアや阪神・淡路大震災遺族のケアをなさっていた経験を踏まえて、グリーフケアに本格的に乗り出されたということです。

それが２００９年ですが、聖トマス大学が財政的な問題で廃校になる方針が決まり、そこで２０１０年から上智大学に移管されたわけです。上智大学は東京ですが大阪にサテライトがあるので、そこで始めたのがグリーフケアに関わる公開講座と人材養成講座ということでして、最初はＪＲ西日本の資金的なバックがあって始めました。ところが、これが大変関心を呼んで、多くの方が自分にとって大事なことがそこで語られていると感じられて、長く続いていくことになったわけです。その頃ちょうど私が東大を定年になって、２０１３年に上智大学に移ってグリーフケア研究所の所長になりました。髙

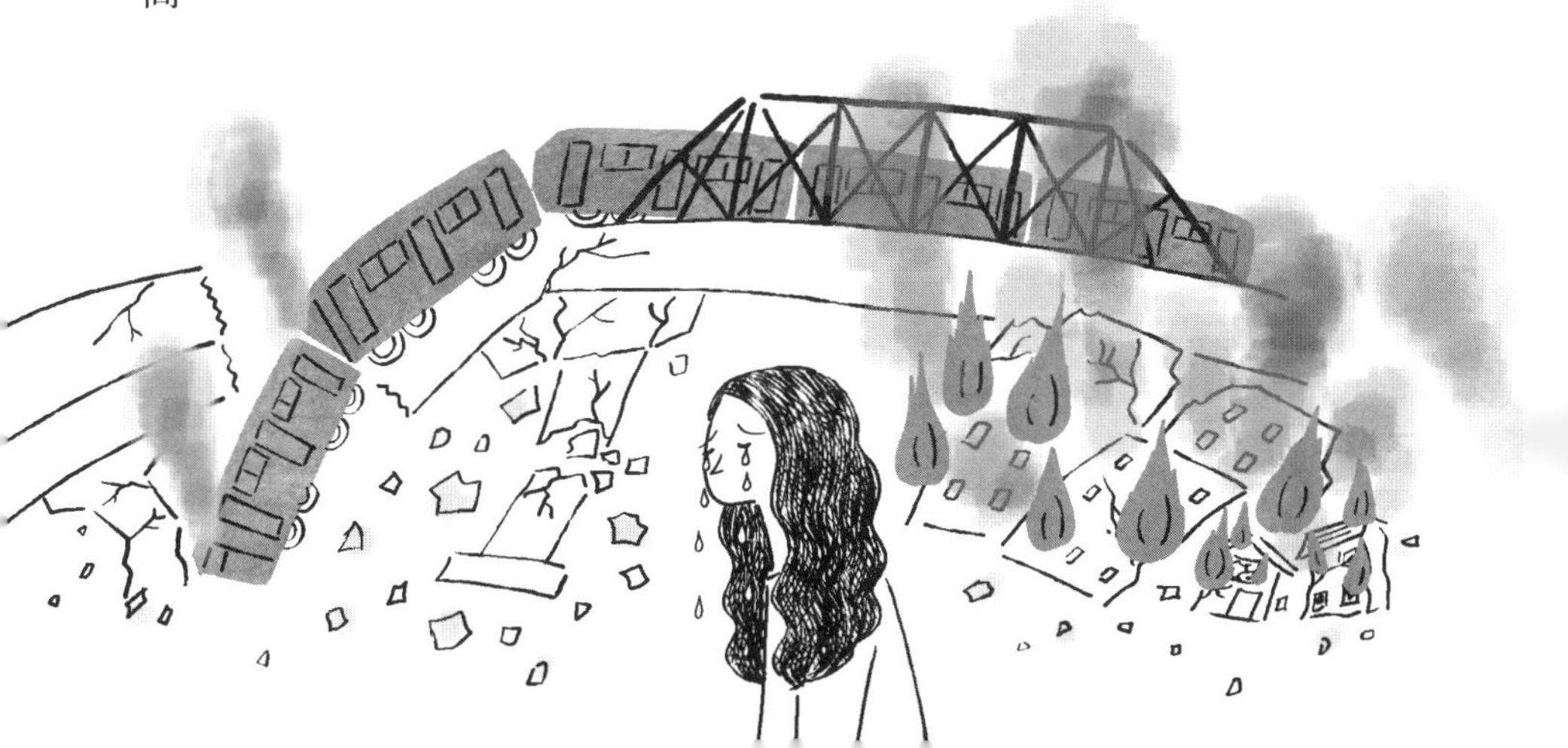

木先生の後の2代目ということになるわけです。そして２０１４年度から東京でも人材養成講座が始まります。

当時、東日本大震災の後であったということで、このグリーフケアが関東でも多くの方に関心を持たれたわけです。死別の経験や喪失による心の痛みは誰にでも思いあたる節がある。しかし、それをそういうものとして意識する、あるいは語り合う経験はあまりなかった。そこでグリーフケアに非常に新鮮で大事なことがあると感じられたということですが、これは一人ひとりの問題であると同時に集合的な問題でもあります。

つまり、ともに同じようなことで苦しんでいる、心の痛みを持っている。そのことを分かち合えるということがたいへん大きな経験であるということに気づいていく。水俣病の時代ぐらいから始まったことが大きな文化動向になってきたのではないでしょうか。ですので、事件、事故、災害、紛争、戦争、こういうことを通して集合的な悲嘆、グリーフというものに出合う。これが現代人のスピリチュアリティにとって、実は、とても重要な経験だということがだんだんとわかってきたということです。

今日(収録日)は8月16日ですが、8月12日は、実は１９８５年の日本航空１２３便墜落事故の日です。御巣鷹の尾根という群馬県上野村の山に日航機が墜落し、５００人を超える方が亡くなりました。ここから現在に至るまで、ほぼ毎年テレビでその日の御巣鷹の状況を報道しています。これはどういうことかというと、遺族たちの悲しみが多くの方にとって関心があり、ともに参加する機会になっているということです。ともに手を合わせる、目をつぶる、こういう場面が今、そういう形で起こるということです。8月は日本人にとっては手を合わせ目をつぶるという経験が多い月で、これはもともとお盆の月だということがあるけれども、8月6日、8月9日、8月15日とともに、8月12日もそういう日に入っています。

そのように考えると、京都アニメーションの放火殺人事件や相模原の障害者施設やまゆり園の殺傷事件、もちろん神戸の1月17日、阪神・淡路大震災の日、そして3月11日、東日本大震災の日など、集合的な悲嘆ということを通して自らを振り返る、目に見えないものに向き合うことが、現代のスピリチュアリティを考えるうえでとても大事なことだというのは、自分がグリーフケア研究所の所長になって自覚したのですが、考えてみれば、文学作品や映画を見ると、そういう経験を取材したものはとても多いですね。

孫　そういうものでは阪神・淡路大震災と東日本大震災が、私の記憶では大きかったのですが、考えてみたら御巣鷹山の事故も500人以上が亡くなっていて、私が小学生ぐらいのときだったと思うのですが、テレビ中継でずっとやっていたのを覚えています。先生の本にも書いてありましたが20世紀は二度の世界大戦があって本当に多くの人が亡くなったなかで、そういう集合的な悲しみをどう扱うのかというのが大きなテーマだったところから、だんだん個別の悲しみをまた集合的にみていくというところにつながってきているのかと思いました。

「悼む」という言葉

孫　先生が著書『ともに悲嘆を生きる グリーフケアの歴史と文化』（朝日新聞出版、2019）で書かれていた『悼む人』（2015年）という映画を私も観まして、すごく面白かったのです。「悼む」という行為が今一緒にやりづらい時代になっているのかなと感じました。昔は宗教が死者を弔う際に大きな役割を果たしていたと思います。それが今の時代だと宗教が十分にそういう役割を果たせなくなってきていて、新しい形の「悼む」という行為やグリーフケアというのが出てきているのかと思いました。

先生が『悼む人』の映画について多くのページを割いて書いていらっしゃいましたが、それは「悼む」という言葉にポイントがあるのかなと思うのですが、それについて少し聞かせてもらっていいでしょうか。

島薗　今、孫先生がおっしゃったとおりで、個々人の悲しみというのは胸のなかにしまわれている。しかし、共にそれを表す場がときどきあって、それで思いが晴れる、そういうことがやはりあると思います。人類の文化では共に悲しみを分かち合う場が大事にされてきました。それはお葬式とかお通夜とか、さかのぼれば本当に長い歴史があって、日本人はとくにそういうことを手厚くやる文化を持っています。三十三回忌までやるというのは世界的にも珍しいです。五十回忌までやるところまであります。命日にはご仏壇にお供えをしてお線香をあげたり、お墓参りをしたりする。これは祥月命日だけでなく毎月やったりもする。これを1人でやるというのも今ではできるけれども、一族でやったり地域でやったりするというのがあって、しかしそれは今どんどん薄くなっていっています。私がよく紹介する映画のなかには『おくりびと』（2008）も入っています。それから『おみおくりの作法』（2013）という映画があるのですがご存じでしょうか。

孫　それも観たいなと思いつつ、まだ観ていないんです。

島薗　『おみおくりの作法』はイギリスとイタリアの合作の映画ですが、イギリスは孤独問題担当国務大臣というのが数年前にできています。まさにそれに対応するような映画で、要するに孤独死ですね。誰にも看取られないで遺族もいない、そういう死者を地域の行政官がその人がどういう人であったかを思いながらしっかり記録を作って丁寧に見送る。しかし、その行政官も非常に孤独な人物なのです。その人は交通事故で、いわば誰にも知られず死んでいきます。最後のところは、彼が1人で寂しく埋められる、その場にこれまで看取った人がみんな出てくる、いわば亡霊であるわけですが、そういうラストです。これと、先ほどの『悼む人』は少し似ていると思います。

それから『おくりびと』も、撮影は山形県だと思いますが印象的なのがシャッター街ですね。つまり、寂しくなっていく。お風呂屋さんがついに閉めざるを得なくなるという状況で、離婚した両親の家にオーケストラをやっていた主人公が寂しく帰ってきて、何をこれから生活の糧にするかと悩むわけです。ともに生きている生活空間がどんどん寂しくなっていって、1人きり、あるいはカップルで何とか生き抜いていく。だからこそ大事な人の死はそれだけ衝撃も大きい。そういう世界を描いているわけですね。

『悼む人』もそういう感じで、原作を書いた天《てん》童《どう》荒《あら》太《た》さんは9・11、数千人もの人が亡くなったアメリカの同時多発テロ事件にインスピレーションを得たと言っておられたと思います。そのときに悼むという言葉をわざわざ使われたのは、どういう言葉を使ったらいいのかわからなかった、あるいは自分なりの言葉を探して言いたいということでも

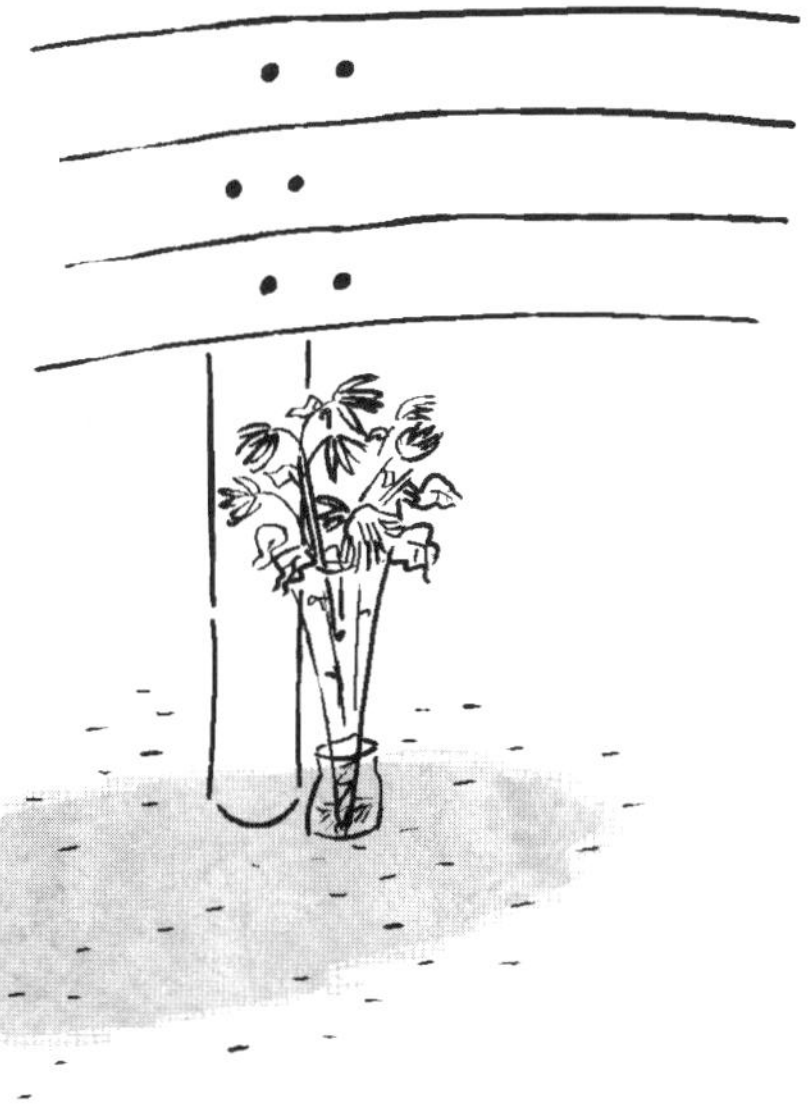

あったのかと思います。主人公が送っていく死者は誰にも知られないように死んでいく人たちですね、そして自分もそうなるという感覚がある。それは、たまたま孤独だからそうなるのではなく、多くの人が実は最期は孤独だということも含めて、一人ひとりを忘れてはいけない。悼むという、手を合わせ、見えないものに向き合うことに尊いものがあるということを思い起こしたりするのです。

これは1955年にイギリスのジェフリー・ゴーラーという社会学者が「死のポルノグラフィー」と言っていますが、テレビを見ていると毎日のように今日はこれだけの人が死にましたというニュースが流れてくるわけで、死の情報がある意味では氾濫している。しかし、一人ひとりをその人にふさわしく見送る、その死者に向き合うという意味での悼むという場面は少ない。これは人間の尊い命を尊いものとして扱っていない状況だということだと思います。

これを『悼む人』では主題としています。この原作本が出たのは東日本大震災の前でしたが、東日本大震災があって、このときは日本人の多くがともに悼むという気持ちを持ったときでした。2万人近い方が亡くなり、津波によって本当に無残に命が失われるという経験を身近に感じて、多くの方がボランティアに出掛けました。そして、そこで宗教者の姿がしばしばみられたわけです。このような点が2000年代になって少し変わってきたように感じています。

天童さんの『悼む人』という小説が映画になり、『おくりびと』の映画も出る。あるいは『千の風になって』という歌を皆さんが口にする、そういうなかで東日本大震災が起こった。このような流れで、従来の共同体をベースにした血縁地縁でともに死者を悼むやり方が薄れてきてしまっているのに対して、何かそれとは異なる悼むあり方というのを人が求めていて形になってきている、こういうことではないかと思ったわけです。ですから、医療機関でも次第に遺族会というのを行ったりするような流れも起こってきているかと思います。

孫 個人的にすごく映画が好きなもので、『悼む人』で椎名桔平《しいなきっぺい》さん演じる悪いジャーナリストが、高《こう》良健吾《らけんご》さん扮する主人公をいじめるわけです。「何をしているんだ、君は。冥福を祈っているのか、弔っているのか」「冥福を祈るでも弔うでもない。自分なりに言うと悼むだ」という言葉がすごく印象的でした。私はあの映画で、今こういう悼むという行為は失われてしまっているのだとすごく感じまして、世の中全体が、効率性や対価主義、何か見返りや結果を求めることが当たり前の風潮の社会になってきたなかで、ああいう何の役にも立たない、誰の目にも止まらないことをなぜするのかというのが不自然にみえるような、だけど実は大事なことなのではないかと、すごく心の奥底に響く感じがありました。

死に臨む医療者の主観と客観

孫 医療は非常に結果を求めるというところがあるのですが、人の死に接するという場面では、やはりスピリチュアルなところが非常にあると思います。何とか治療をして治そうとか、生存期間を延ばそうというところでは効率主義的なところに行くのですが、死に接する部分においてはすごくスピリチュアルなところは残っていて、亡くなった人に接する看取りの行為を医師や看護師がやるときにすごく関係してくると思います。日本人の場合は自然に手を合わせてご遺体に対してリスペクトを持って接するとか、そういったところは何となく先輩医師から教わって身についていたり、自分のなかにある死生観や周りの親族の死とか、そういう集合的な行為というところから学んでいくのかなと思ったりしています。

ただ、看取りの場面でどのように振る舞うかとか、亡くなった後のご遺体にどう接して、どう扱うかというところは、ほとんど医療の教育のなかでは教えられていなくて、個々人に任されているところがあります。私はそこに興味を持って出した論文[1]があるのですが、その研究のきっかけは、ドラマなんかだと亡くなったときに医者が「ご臨終です、何時何分お亡くなりになりました」というようなことを言いますが、みんながみんなご臨終と言っているのか、私自身はご臨終ですと言うことにすごく違和感を覚えていたのです。

看取りのときにこうしなさいと教わることがありまして、死亡確認の作法ですね、瞳孔を見て、瞳孔に光をあてて、心臓の音を聞いて呼吸をしていないことを確認したら、時間とともにお亡くなりになったことを伝えるということは教わったのですが、その後どのようにご家族に声を掛けるかとか、その場にずっと居てよいかとか、そういうのは全く教わりません。

私は他の医師はどのように振る舞っているのかに興味があって、インタビュー研究をやったら、やはり医師によってさまざまでした。とくに在宅看取りに関する場面、そういうときにどう振る舞うかというインタビューをさせてもらったのですが、医師によってはその後本当に時間をかけて一緒にお化粧をするという方がいたり、その人が好きだった洋服とか、周りにお供えしてあるものを見るのが好きだとか、非常に多様性があって、個々人の死生観のようなものが反映されていて、すごく面白いと思いました。もっと医学教育というか、医療の世界にこういうところを取り入れていった方がいいのではないかと思っています。

島薗　上智大学の社会人向けのグリーフケア人材養成講座は、水曜日の夜と隔週土曜日に1日かけて学ぶ2年間のコースとなっています。その先にアドバンストコースもありますが、通常のコースは東京で50人ぐらい、大阪で36人程度毎年受け入れています。だいたい平均年齢50歳ぐらいで女性が8～9割。そのなかに医師もいるし僧侶もいて、これは男性が多いですが、大方は女性でケア職に就いている方、とくに看護師さんがかなり多いです。そのほか学校の教員、養護教育や障害者の教育に関わっている方とか、ジャーナリストもいるし普通の主婦もいるし、企業に勤めている人もいます。

参加される方たちは個人的に死に直面する経験、あるいは、大事な人を失った経験がある方、個人的なモチベーションで参加されたということもありますが、看護師さんたちの多くは緩和ケア、救急、周産期、小児科、慢性期の医療もあると思いますが、そういうところに関わっていて、グリーフケアやスピリチュアルケアに当たることが必要なのにうまくできない、そういう経験があるので応募してこられると思います。近年はいつも満員です。患者さんや遺族と触れて生物学的医療、バイオメディスンではカバーできない領域が実際のところ多く、そして実はそれらは看護師さんに任されていて、マニュアルがあっても対応しきれない困難さを感じているのだと思われます。医師でもそういうことに大変熱心に関わってくださる方がいて大変心強いわけですが、その他の多くの医師は、それは自分たちの仕事ではないと思っている。それは大学のときの医学教育からどうもそうなっているということです。

私が医学部に行きたくなかった1つの理由は解剖がやりたくなかったことがあります。医師免許を持っている文化人類学者が、イタリアとアメリカの解剖学教育に立ち会って行った面白い研究があって、アメリカでは遺体を扱いながら卑猥な冗談を言ったり、できるだけ物として扱うという態度が強い。ところが、イタリアでは解剖の実習室に十字架がかかっていて、まず手を合わせるという感じで厳かにやるというのです。これはやはり文化の違いがあると思いますが、近代の科学主義のなかにあえてそういうエモーショナルなものを避けることが近代科学の規範だという考えがあったのではないかと思います。

これは近代科学の二元論と言われたりします。主観と客観をしっかり離して、距離を取ってものを見なければいけない。要するにオブザベーションですね。そのものに関わりを持たないような姿勢を持つことが規範になっていた時代の影響からなかなか脱していないというか、そういうことをやっていると時間が足りない。医学部の教育は本当に忙しく、次々と新しい専門知識が入ってきます。学生たちはそっちについて行かなければならない。このあたりは今、孫先生も鳥取大学におられて日々感じておられることではないかと思います。しかし、いろいろ工夫されている方がたくさんおられて、医学教育も変わってくる方向にあるのではないかと思っていますが、いかがでしょうか。

孫 先生がおっしゃるとおりで、医学教育は二十何年か前の私が学生のときと比べると、非常に教えるカリキュラムが膨大になっていて、本当に学生は授業を受けてテストをこなすだけで疲弊しているというところですね。そのなかで、こういう人文科学的なところまでやる余裕がないのが学生の現状かと思います。私が学生のときはもう少し緩やかだったのですが、今はすべて学生も管理される時代になって、本当に大変なのではないかと思っています。

ご紹介いただいた講座では、グリーフケアを学ぶためにどのような教育がなされているのでしょうか？

島薗　座学では宗教学や死生学、スピリチュアルケア原論、グリーフケア原論、スピリチュアリティと芸術、精神医学といった科目があります。特徴的なのは、演習でグループワークがあり、病院などでの実習があります。ケアしケアされる経験を意識化する。生育歴を振り返る。死に関わる自らの経験を振り返るといった語り合いの場をもちます。受講生にとっては、演習・実習の経験が強く心に残り、その経験をともにした受講生同士の交わりも大事にされているようです。

孫　もう少し広い医療者教育とか、卒後の生涯教育というところでいえば、むしろこういう部分への関心は増してきているのではないかと思います。いろいろなグリーフケアやスピリチュアルケアの言葉や概念としては結構入ってきていて、普通の科学的な医療に限界を感じて学び直しをする人も増えているところがありますので、ぜひ先生がやっておられる上智大学での講座や、医療者でも入れるようなコースの枠をもっと広げていただけると嬉しいですし、私にも何かできることがあれば、いろいろと連携してやらせていただきたいと思っています。

医療者が自身を守るために

孫　グリーフケアやスピリチュアルケア、広い意味でのケアが基本的には患者さんとか当事者を対象にしているのですが、医療者自身も実は苦しんでいるところがあると思います。今少しずつ注目されてきて、そういう研究もされてきているところです。

井口真紀子先生が行った医師へのインタビューでもそういうところへ触れられていました。医者は死に接することが日常でありながら、実は死に対する恐れや恐怖感、あるいはどう扱っていいかわからないという戸惑いを心にすごく秘めていると思います。それはあまり口にしないことが多いと思いますが、そういうところにも、もう少し光を当てていってもいいかなと考えています。看護師さんがグリーフケアなどに関心を持つことが多いのは、看護師の仕事がそういう患者さんの身体と心のケアに向いていて、患者さんの悲しみや死別への対処がもともと専門性として入っているからではないかと思っています。

先生がさっきおっしゃったように、医師の教育のなかではその点はほとんど入っていないと考えています。この前私自身も、「先生は死をどう考えていますか」と聞かれてすごく困ったのですが、そう聞かれたときに、たとえば、魂は存在するかとか、死後の世界はあるかとか、そういうことを答えなければいけないのかな、でも、そういうことを言ってしまうと科学者としての医師のイメージが崩れてしまうかもしれないとか、そういうことをいろいろ考えてしまって言いづらくなってしまったりします。そういう医療者自身の死生観や、死に接するときの感情のケアをどう考えていったらいいかというのも１つ大きなテーマかなと思っていますが、先生は何かお考えはありますでしょうか。

島薗　これは、ゆっくりゆっくりとですが変わってきていて、死生観的なことを語ったり本にしたりする医師が増えてきていると思います。死の臨床研究会はこの草分けですが、１９７０年代に始まって今も活発に続いていると思いますし、そういった場所が増えてきていることは心強いことです。しかし、挙げていただいた井口先生の論文を書くまでの苦労を振り返ってみると、やはり死生観といったときに日本の宗教史まではとてもカバーできませんというのもごもっともです。仏教ではどうなのとか神道ではどうなのとか、浄土真宗と禅宗ではどう違うとか、医師にそういうことまで知識を養ってくださいというのはあまり現実的ではないと思いますし、好ましいことかどうかもわからない。ですが、自分自身に向き合う時間が持てるようにすることは大変好ましいことではないかと思います。

そのための工夫というか、普通カルテには書かないような経験について書く、これはエスノグラフィー的なものを医療教育に導入することが考えられたりもしていると思いますし、グリーフケアやスピリチュアルケアについて学ぶこともあると思います。これは十数年前に聞いた話ですが、ドイツでは医師と看護師、コメディカルの間でロールプレイをやって立場を変えてみる、患者さんの立場もあると思いますが、そういうことを教育に導入していることもあるらしいです。

２０１９年から始まった新型コロナウイルスの経験というのも、医療関係者はどちらかというと社会的に厚遇されているというイメージから、実は、社会のつらいことを請け負う仕事だということが認識されたという意味では、医療に関する認識が少し変わってきたかもしれないと思います。こういうなかで医師の自己認識も当然変わってくるはずです。なぜ、このようなつらい仕事をしなければならないのかと。生死の際どい現場で体を張ってやっているから、当然ストレスとかつらいことが起こる。コロナ禍ではそういう話をいくつか伺いました。その環境も改善しなければいけないし、こういうことを主題的に取り上げていくことが必要になっているのではないかと思います。

孫　やはり医師も１人の人間であって、非常に過重な労働のなかで人間性を失っていってしまったり、簡単にいうと、燃え尽き症候群のようなリスクもありますので、死生学やこういうスピリチュアリティに関することは医療者自身がまた人間性を取り戻す、あるいは、自分自身をケアすることにもつながるのではないかと思っています。

もっといろいろお話ししたいのですが、今回はこのようなところで終わりたいと思います。島薗先生、本当にありがとうございました。

島薗　これを機会に、私どもが行っていることにもまた関わっていただけるとありがたいと思います。

参考文献

1　1 Son D. Oishi A. Taniguchi SI. The experience of providing end-of-life care at home : The emotional experiences of young family physicians. Journal of General and Family Medicine. 2022
https://doi.org/10.1002/jgf2.571

雲は死なない

プライマリ・ケア医
孫 大輔

×

臨済宗・ベトナム禅宗了観派 比丘
ブラザー・サンライト

神社の家系に生まれ，神主として神事を行うかたわら日本仏教の座禅修行も積んできた．2013年のリトリートで「マインドフルネスの父」と呼ばれるティク・ナット・ハン師と出会う．2017年に師の元で出家．以来，タイ国のプラムヴィレッジで僧侶として修行生活を送る．漢字の法名は「釈真日光天」．

孫　私とブラザー・サンライトとの出会いは、２０１９年のゴールデンウィークに開かれた「プラムヴィレッジ日本ツアー２０１９」の中の「富士山リトリート」、富士山麓でのマインドフルネスの合宿（5日間）です。当時、プラムヴィレッジによるマインドフルネスの活動を耳にして関心をもち参加したのですが、いろいろな気づきが得られて、それ以来サンライトともあらゆる形で交流させてもらい、今回このような対談にこぎ着けることができました。大変うれしく思っております。

おそらく読者の皆さんは全くマインドフルネス、あるいはプラムヴィレッジを知らないという方もいるかと思いますので、まずは御自身とプラムヴィレッジの紹介、簡単にマインドフルネスとはどういうものみたいなところをご紹介いただけるといいかと思います。

サンライト　お招きいただいて、どうもありがとうございます。私は今、タイランドにあるタイ・プラムヴィレッジという僧院で暮らしています比丘《びく》、ブラザー・サンライトといいます。これは英語の法名です。漢字名は「釈真日光天」です。私はちょうど今から10年前の２０１２年にプラムヴィレッジのマインドフルネスと出会いました。その後２０１７年に出家して以来タイ・プラムヴィレッジで修行させていただいています。今年で出家5年目です。

今、「比丘」と言いましたが、昨年２０２１年に比丘の戒律を受戒いたしました。それまでは4年間「沙弥《しゃみ》」として、比丘になるための修行をしていました。ブッダが定められた「波羅提木叉《はらだいもくしゃ》」という戒本に記された、男性の場合は２５０の戒律（具足戒）を受けて「比丘」となります。

プラムヴィレッジに辿り着くまでには、日本で神社の神主もしていたし、臨済宗の坐禅も勉強させていただいたりして、長い時間がかかりました。

孫先生もご存じですけれど、プラムヴィレッジには法話をされる「ダルマティーチャー」と呼ばれるベテランの先生方がたくさんおられます。今回も私がこの対談のお話をいただいたときは「ぜひ、ダルマティーチャーの先生方からお話をお聞きください」と申し上げました。ところが孫先生はこうおっしゃいました。「いや、久しくいろいろな話をしてきたサンライトがそのまま話してくれたら、それが一番いいですよ」と。そこでダルマティーチャーの先生方の了解も得まして、プラムヴィレッジではまだ若輩の比丘ですが。今日は私がこの場に参加させていただいています。マインドフルネスを医療と結び付ける何らかの糸口として捉えていただければ有り難いですが、もし至らない表現や足りない部分がありましたらお許しください。まずそのことを触れさせていただきたいなと思いました。

ティク・ナット・ハン師とマインドフルネス

サンライト　私の先生はティク・ナット・ハン師という、ベトナム仏教の老師です。今年（2022年）の1月に御遷化《ごせんげ》されました。95歳でした。「先生」のことをベトナム語では「タイ」と言います。私たちはいつも師のことを「タイ」と呼んできましたので、このあとも「タイ」と呼ばせていただきますね。

タイが世界的に名を知られるようになられたのは、ベトナム戦争の平和運動を展開されて、アメリカやヨーロッパで反戦を訴えて回られたのがきっかけです。その結果、タイはそのままベトナムに帰れなくなり、約40年にも及ぶ亡命生活を余儀なくされることとなりました。そこでタイはフランスで「プラムヴィレッジ」という仏教の共同体をつくられ、マインドフルネスを伝え始めたのです。

それが元になってGoogleがプラムヴィレッジに勉強に来てマインドフルネスを会社に取り入れたり、また医学の分野でもジョン・カバット・ジン博士がマインドフルネスを学ばれて導入されたりというふうにどんどん広がって、アメリカ・ヨーロッパ、今や日本でも、世界中で一つの潮流として、マインドフルネス・ムーブメントが起こっていますね。

マインドフルネスは仏教における瞑想の実践です。タイの教えはとてもシンプルでわかりやすくて、簡単な言葉で本質を説明されるので、欧米でも広く学ばれていきました。マインドフルネスというのは仏教用語で言う「念」という字の英訳なんです。念力の「念」です。それを「マインドフルネス」と訳されました。この念（マインドフルネス）は、仏教における瞑想のとても重要な、根本です。

生前タイはよくこう説明されました。「漢字で念は《今の心》と書くでしょう。だから心があっちこっち過去や未来へ飛び回らずに、今ここにとどまり、今ここで起こっていることに気づいている状態です」。日本人にはとてもわかりやすいですよね。「モンキーマインド」と言いますが、心は猿が木から木へと飛び移るように、絶えずぐるぐる飛び回る性質があるけれども、そんな私たちの心を瞑想の実践によって、「今ここ」にいつもつなぎ留めておく。これが念（マインドフルネス）です。

孫　念という漢字が今の心になっているというのは、あらためて今気づいて、おぉと思いました。

世界的にマインドフルネスが宗教色を少し薄めた形でビジネス界でも取り入れられている動きがあったり、先ほどサンライトも言われたジョン・カバット・ジン博士のマインドフルネスストレス低減法は、医療の世界では数多く研究されました。やはり医療従事者、医師は研究結果とかエビデンスを重視するので、研究でもちゃんと証拠が出ているということをもって、マインドフルネスへの信頼が増えていったところもあると思います。

私もプラムヴィレッジのマインドフルネスに参加させてもらって、実際にマインドフルないろいろな実践、座る瞑想もそうですけれども、歩く瞑想ですとか食べる瞑想を自分で実践して、これはやはりすごいと思いました。瞑想というと日本の仏教でも坐禅という長い歴史があるわけですけれども、座るだけではなくて食べるときも瞑想できるんだとか、歩くときも瞑想できる。もっと言うと、何をするときでも瞑想できるということは非常に驚きでした。

日本的な瞑想の強い集中力

孫　日本には長い仏教の伝統があるにも関わらず、今こうしてマインドフルネスが新しい驚きをもって迎えられている気がしますが、それに関してサンライトはどう感じていますか。

サンライト　私も長らく日本の伝統的な修行を続けてきた人間です。神道の神社の家系でして、そういう修行や勉強もしてまず神主になりました。同時に、子どもの頃から仏教にも強く惹かれていました。その後はとくに、禅の修行をかなり真剣にさせていただきました。プラムヴィレッジで出家する前までは、本当に一生懸命、坐禅に取り組んでいました。

神道で修行したり坐禅をしたりするなかで、大きな変容も自分の中で体験しました。かなり心も落ち着いて、こういう日本の瞑想と出会った自分は幸せだなあと思っていました。しかしその後、プラムヴィレッジを知ったとき、それはまた衝撃的な出会いでした。私は日本で臨済宗の坐禅をずっとやっていたんですが、プラムヴィレッジはベトナム臨済宗です。同じ臨済禅なんですよね。でも、これが同じ禅なのかと驚きました。孫先生もリトリートで「これが同じ仏教なんだ。日本の仏教とは全然違うな」と感じられたと思うんですけれど、かなりカルチャーショックを受けまして、「これはもっと深く学びたいな」と思いました。それから直接プラムヴィレッジに行って、タイの元でマインドフルネスを実践させていただくようになりました。

最初に「念」と言いましたが、日本的な修行では、念力とか定力とか言われるパワーを身に付けるのは、けっこう重要なことです。私が日本で坐禅をしていた道場は、20年も30年も修行されているような方がずらっと並んでいる、本格的な道場でした。ある先輩は坐禅中はとても深い集中に入るから、蚊が来ていくら刺されても全く痒くならないとおっしゃっていて、そのぐらい禅定力というのは深まるのだと感心いたしました。ダルマさんの肖像画のような、クワッという目力をしているんですよね、坐禅で何十年も厳しい修行されているような方々は。とても強い気を発していて、おっかなくて近寄りがたくて、いかにも「念力」強いんだろうなあ！という感じでした。

これは道場の先輩から聞いた伝説みたいな話で、実話かどうかわからないんですけど、修行を積んだ方がすごい集中力で坐禅しているところに、蚊がプーンと飛んできたらしいんです。その人がグッとにらんだら蚊がポトッて落ちたという伝説があって（笑）、そのぐら

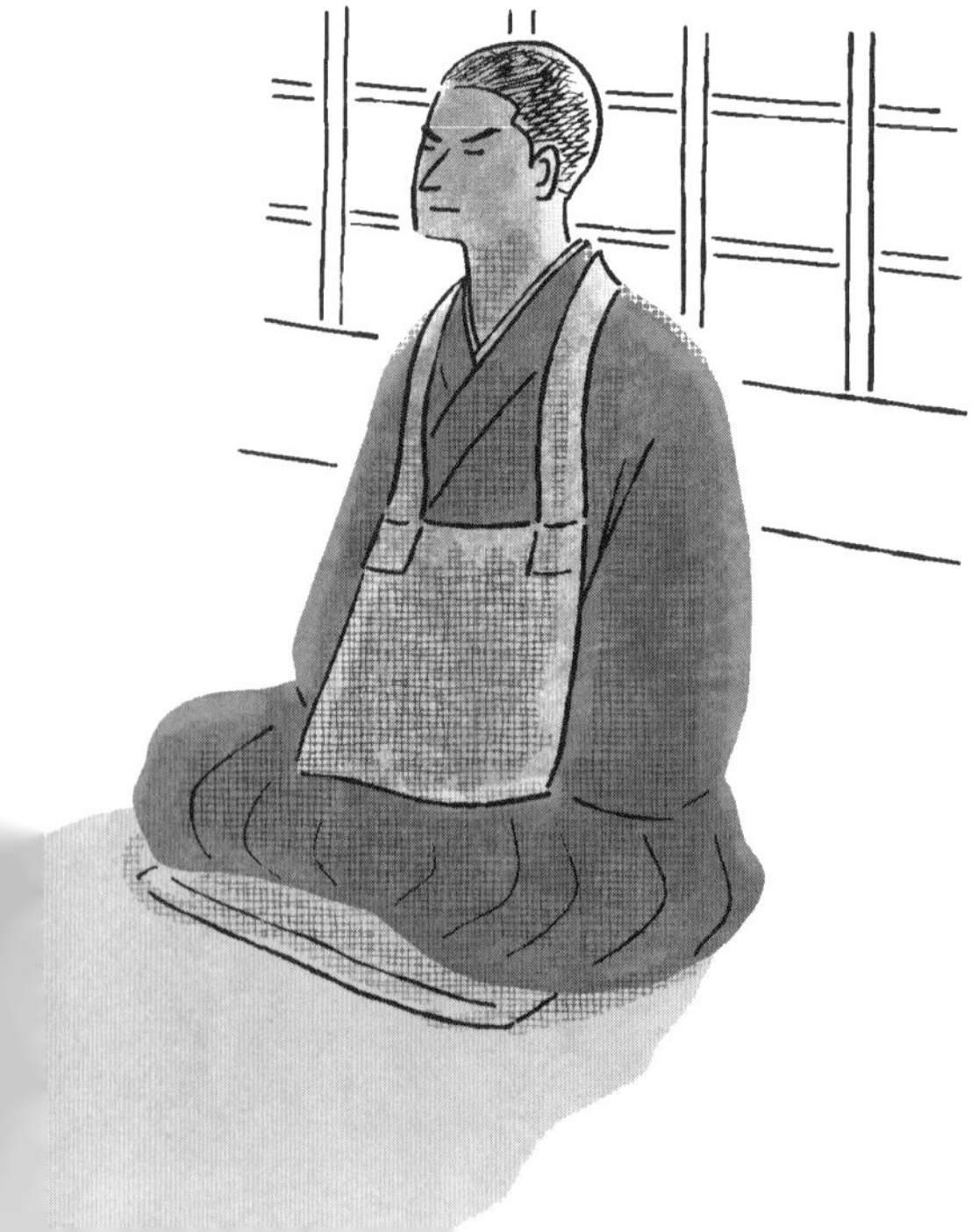

いの念力を坐禅で得ることができるんだ、と。

でもね、日本の修行というのは結構そういう色合いがあるように思うんです。滝に打たれたり、護摩を焚いたりしてね。よくプロ野球選手がお寺で修行したりしますけれど。とくに臨済禅では昔から、侍や高名な武道家や何かの達人といわれるような方たちが坐禅修行をした、という逸話は多いですから。さすがに目力だけで蚊を落とすというのは誇張された話だと思いますが、でもそれぐらい強い集中力を持った方々がいて、私も日本で坐禅しているときはそんな修行僧らの中に混じって、修行させていただいておりました。

でもそういう「念力」というのは、先ほどの「今の心」とは、ちょっと違いますよね。いかにも日本的な「念力パワー」という意味の方に傾いていて、「今の心」に気づく「マインドフルネス」とは、少しニュアンスが違うように思います。一点に集中して、深い集中力を身に付けるという点では、日本的な修行はとても卓越していると思います。私も世界のいろいろな場所で、いろいろな種類の瞑想を体験させていただきましたが、日本の坐禅は集中力、一点集中の強さとしては、世界有数の瞑想であるように感じています。

そんな私をプラムヴィレッジに引き合わせてくださったのが、東京大学大学院の蓑輪《みのわ》顕量《けんりょう》先生でした。東大インド哲学の泰斗、あの中村《なかむら》元《はじめ》博士の研究室を継がれている先生です。日本に広くマインドフルネスを紹介された第一人者でもありますが、私が厳しい禅の修行をしているときに、その蓑輪先生が私たちの道場へ講演に来られたのです。僧侶で東大の仏教の先生だから、いいお話をしていただけるだろうと招かれたのでしょう。今ではＮＨＫでマインドフルネスの講座を持たれたりしてすごくメジャーですが、その頃はまだマインドフルネス自体が日本でまったく知られていませんでした。その蓑輪先生のお話が、私にとっては衝撃的でした。

先生のお話はこうでした。そもそもブッダが伝えた瞑想とは、一点に集中していく瞑想「サマタ（止）」と、そのエネルギーを使って色んな物事を深く観察していく「ヴィパッサナー（観）」、その両者がワンセットなんだと。今私たちは「瞑想」と言うけれど、仏教ではずっと瞑想のことを「止観」と言っていた。止まって、観察する、それをブッダは「瞑想の両翼である」とおっしゃっていて、それがブッダが本来伝えられた瞑想なんですよ、というお話をされたのです。

ところが日本の瞑想というのは、止まって一点に集中するのは強いけれど、そのエネルギーで「色んな物事を深く観察していく」という部分は少し弱いのではないか、というニュアンスでもありました。ビックリした私は手を上げて、先生に聞き返しました。「ということは、日本の坐禅はブッダがされていた瞑想とは違うものになっているのですか」。すると禅の道場で、先生は微笑みながら「そうですね～」と言われたんです（笑）

ものすごい集中力で坐禅修行している人々が集まっている禅道場で、先生は「そうですね～」とあっさり言われました。で、私はちょっとショックを受けまして、講演後に楽屋まで押しかけて「では先生、ブッダ本来の瞑想を学ぶには、どうしたらいいんですか」と続けました。すると先生は「じゃあ、僕のうちにいらっしゃいよ」とおっしゃったのです。

蓑輪先生は日本の日蓮宗の僧侶ですが、そのときすでに先生ご自身がブッダの瞑想を探求されていて、千葉山中のご実家のお寺にテーラワーダ仏教の長老を招いたりして、瞑想合宿をされていました。その頃はまだ数名の集まりでした。幸運にも講演会のすぐ後にその合宿がありまして、さっそく先生はそこに私を入れてくださったのです。その合宿の最終日、私は蓑輪先生とテーラワーダ仏教の長老に「ブッダの瞑想を学べる場所リスト」を作っていただいて、その場所を順番に訪ね歩きました。そして最後に、プラムヴィレッジと出会いました。

日本的な瞑想とマインドフルネスの違い ——念・定・慧——

サンライト 日本的な瞑想とブッダが教えた瞑想の何が違うのかという話ですけれども、蓑輪先生もおっしゃったように、日本的な瞑想修行では一点に集中していく要素がかなり強いようです。臨済宗の坐禅ですと、ひたすら呼吸に集中して、他の雑念を全部払って「無」になっていく。そして「公案」と呼ばれる禅問答に集中していく。禅以外でも「南無阿弥陀仏」や「南妙法蓮華経」を一心不乱に繰り返し唱え続けるとか。虫眼鏡のレンズで光を一点に集中させると、ボッと発火する、ポトンと蚊が落ちる(笑)、みたいな強い集中力が養われます。いわゆる「念力」「禅定力」ですね。ことわざでも「一念、岩をも通す」とか「念ずれば花開く」とか言うでしょう。けれどもブッダの伝えた瞑想では、その強い集中エネルギーを、同時に、物事の深い観察へと応用していくんです。そこをもう少し詳しく言いますと、「今の心」に気づく「念(マインドフルネス)」がまず最初ですが、「念」の次に来るのが「定」です。そして最後に智慧《ちえ》の「慧」が来て、この念・定・慧を三つの学び、「三学」といって、これはプラムヴィレッジでとても大事にしますが、何よりもブッダが大切にされた瞑想の三本柱です(「念」を「戒」と入れ替える場合もあります)。

「念(mindfulness)」で、今の心に気づくでしょう。そして「定」というのは「定力、集中力」です。英語で言うとconcentrationです。これがまた漢字でどう説明されるかというと、「定」のウ冠は屋根を表します。屋根の下で人が坐禅らしき足を組んで座っているのが「定」の字です。タイはよくそんなふうに説明されました。

屋根のように、「あるいは大きな木の下で」とブッダは経典の中でおっしゃっていますが、「静かな守られた環境の中で座りなさい」と。そして今ここに気づいている心＝「念（マインドフルネス）」を、その状態の中で持続します。それが「定」。それが「集中」ということなんですね。

そして「念」「定」をさらに持続して行くと、「洞察・智慧」が生まれます。英語ではinsightです。智慧の「慧」の字は「心」の上に彗星（ほうきぼし）の「彗」ですよね。彗《ほうき》で心が払われるように、いろいろな雑念や雑音が払われて、「心」は澄んでくるんですね。波立つ心でいろいろなことを思い悩んでも、自分の感情の色眼鏡でしか物事は見えません。けれども過去や未来に心を奪われず、静かな環境で「念」「定」を持続していくと、雑念はスーッと彗で払われて、波風の立たない池のように心の水面は静まり、澄んでくる。そして心も体も落ち着いて、リラックスします。そういう状態になると、鏡のような水面に、周囲の景色が全部ありのままに映りだす。それが「洞察・智慧」の状態です。そしてこのような状態からは、深い喜びや幸せの感情が湧いてきます。

こうしてありのままの世界を落ち着いた心で観察できますと、今ここで何が起こっているのか、何がベストなのか、色んなノイズにごまかされることなく「事実」が全部ハッキリと見えるので、今自分は何をすべきかなど、いろいろ頭を悩ませなくても、自ずと見えてくるのですね。

「今の心」＝「念」（マインドフルネス）から、物事を「事実」ありのままに観察する「洞察・智慧」が出てくるまでの「念定慧」のワンセット。これがブッダの伝えた瞑想＝「止観」です。

ちなみにタイは、こうおっしゃっています。

「瞑想とは、自分の体、感情、心や、この世界に起こっている事実に気づくことです。今この瞬間に心が定まるとき、生まれたばかりの幼子、昇ってくる太陽など、今ここにあるすばらしい出来事や不思議に目が開かれます。私たちは、目の前に起こっていることに気づくだけで、とても幸せになれるのです」

もちろん日本的な瞑想でも、そのような状態に行かれる方はたくさんおられると思います。とはいえ、やはりどちらかと言うと日本的な瞑想では「一点集中突破力」「気合いだ！」というような精神性が強いのかな、と個人的には感じます。静かにありのままの世界を観察しながら得た「洞察・智慧」を、日常生活の幸福へと向けて応用していく…というような、もう一方の翼の力は、どちらかと言うと弱いかもしれないな、と。

でもこれは私自身が体験してきた瞑想の歴史、日本の伝統的な修行から蓑輪先生を介してブッダの瞑想、そしてプラムヴィレッジのタイの教え「マインドフルネス」と出会っていった体験を振り返ると、そんなふうに感じる、ということです。

孫　念・定・慧という漢字を使った本当にわかりやすい説明でした。また日本の瞑想や禅との対比もよくわかった気がします。

日本の坐禅道場に小学生も来ることはあると思うのですが、私の個人的な経験から言っても、プラムヴィレッジ流のマインドフルネスは子どもでもすごく入りやすくて、本当に小さい子どもから自然に参加できるような、表現が適切かわからないんですけれどもオープンで優しいマインドフルネスという感じがするんです。プラムヴィレッジの取り組みはそういう敷居を下げるようないろいろな実践があるのではないかなと思っています。

たしかにサンライトが言われたように、サマタとヴィパッサナー、つまり、集中と観察、気づきみたいなところですね。後者の方がより大事だったりするというところで、今ビジネスで取り入れられているマインドフルネスも、どちらかというととりあえずリラックス、心の安らぎを得ましょうといった形で使われている感じがしますが、重要なのはむしろ気づきなのでしょうね。

雲と4つの果実

孫　ブッダの言ったことのなかで、他者の苦しみに気づいていくことですとか、自分の苦悩が自分個人のものと思い込んでいるから苦しいんだけれども、いろいろな他の存在と自分とがつながっていると考えたら苦しみは減っていくんだという、インタービーイング（相互存在）という考え方があって、私はこれを聞いたときすごくすんなり入ってきたんですね。

もちろん情報として理解するだけだと本当には腑に落ちていないと思うんですけれども、そういう頭での理解と実践としての体に腑に落とす形での理解が合わさっていくと、たぶんもっとインタービーイングがより深く理解できると思います。インタービーイングという考え方について教えていただいてよろしいでしょうか。

サンライト　「インタービーイング」は「今の心」の話とも全部つながっています。プラムヴィレッジ全体を視野に入れて「インタービーイング」のお話しをさせていただくとしたら、プラムヴィレッジには「4つの果実」と言われているものがあるんですよ。

最初が「I have arrived」（私は着いた）。これがプラムヴィレッジ1番目の果実。2番目の果実は

「Peaceful dwelling in the present moment」（今ここで平和に安らぐ）。3番目の果実が「Inter-being」（インタービーイング、相互存在）。最後の4番目の果実が「No Birth、No Death」（不生不死）です。生もなく死もない。これらが「プラムヴィレッジの4つの果実」と言われています。ひとつずつ順番にお話させていただきますね。

「今の心」に気づいていく「念（マインドフルネス）」では、たとえば今、お茶を飲もうと思ってお茶を準備して飲みますよね。このときに自分はこの後あれをしないといけない、これをしないといけないというような思考（モンキーマインド）は完全にストップさせます。過去も未来も思わず、「今ここ」に自分はたどり着いている。「お茶を飲む」今ここが目的地。これが最初の果実「I have arrived」（私は着いた）です。

忙しい心からすると、次またその次と考えがちになりますが、「今ここ」は次の仕事への単なる通過点ではない。猿のように次々飛び移っていく心だと「今ここ」にとどまってはいられません。でも、そのモンキーマインドを止めて「今ここ」にしっかりと到着する。

「今ここ」に到着するために、プラムヴィレッジでは「呼吸に帰る」ことを何よりも大切にします。自分は今ここで生きている。ほら、息を吸って、吐いているじゃないか。でも日常生活で忙しいと、自分が生きていて呼吸していることなど忘れてますよね。だからまず「呼吸に気づこう。そうしたら自然に今、ここに帰ってこられるから」といって呼吸を大事にするんです。ですから「お茶を飲もう」と思ったら、未来も過去も全部脇に置いて、今ここでお茶飲むことを100％楽しむ。「スー」っと息を吸って、今お茶を飲めるんだ。「ハー」っと息を吐いて、ああ、ここは本当に幸せの場所だなあ。「スー」私はここに着いた。もうどこにも行かなくていい。「ハー」今ここここそが、目的地。これが「I have arrived」(私は着いた)です。

そして2番目の果実が「Peaceful dwelling in the present moment」(今ここで平和に安らぐ)です。さあ、今ここに到着したからには落ち着いて、平和の中で、たっぷりとお茶を味わおうよ、というわけです。プラムヴィレッジには「今ここ」を味わうためにいろいろなプラクティスがあります。たとえば「ガーター(短詩)」というものがあります。お茶を飲む前に唱えるガーターもあって、それはこんな詩です。

「両手の中の1杯のお茶。マインドフルネス(気づき)は完全に保たれます。心と体は一つになって、今ここに」

私たちプラムヴィレッジの僧侶は「今ここ」に戻るために、日常生活の様々な場面でこのような短詩、ガーターを唱えます。これも大切なマインドフルネスの実践です。トイレで用を足すときにはトイレのガーターがあります。朝、目覚めた瞬間に、もう唱えるガーターがあります。「朝目が覚めて、私は微笑む――」ベッドで目が覚めたらまず微笑むんですね。「――真新しい24時間が今、目の前に広がっている。心から精一杯、今日1日を生きる。そしてあらゆるものを慈悲のまなざしで見ることを誓います」。これが毎朝、私たちが目覚めた瞬間に唱えるガーターです。

このようなたくさんの短詩を唱えながら行動していくと、忙しい日常生活の中でも、いつでも「今ここ」に気づきを向けることができるようになってきます。お茶を飲むときにはさっきの「お茶を飲むガーター」を唱えてから飲むので、あちこち行かない心の準備ができて、「ああ、このお茶はこんな香りか、ああ、こういう味わいなんだ。安らぐなあ」と、いっそう深く「今ここ」を感じられるわけです。

そして3番目の果実が「インタービーイング」です。タイがよく書にかかれた有名な言葉で、「Drink your cloud」というのがあります。あなたの雲を飲みなさい。プラムヴィレッジで使うカップにもよくこの言葉が刻まれています。「Drink your cloud」がどういうことかと言いますと、「今ここ」にとどまり「念・定・慧」でマインドフルにお茶をじっくり味わって飲めば、この一杯のお茶の中に、お茶以外の様々な要素・繋がりが見えてきます。「洞察・智慧」の目によって。このお茶は、かつては川の水だった、雨だった、雲だった…というような繋がりも、1杯のお茶の中に見えてきます。それらの「繋がり合い」をタイは「インタービーンイグ」（相即・相互存在）と言われました。

またタイは「AはA以外のものからできている」という言葉もよくおっしゃいます。だから「お茶はお茶以外のものからできている」「私は私以外のものからできている」とも言えます。ところが私は100パーセントこの私でしかないと思うと、その誤解から、様々な苦しみが生じてきます。

さっき孫先生もおっしゃいましたが、私の苦しみは私1人だけの苦しみだと思うととても苦しいけど、事実はそうではない。私の苦しみは、私の苦しみ以外のいろいろな要素から成り立っています。1杯のお茶が、お茶以外のいろんな要素から成り立っているように。自分1人の苦しみと思っていたけれど、実はそれは親の苦しみであるかもしれない。あるいは先祖から来た苦しみかもしれ

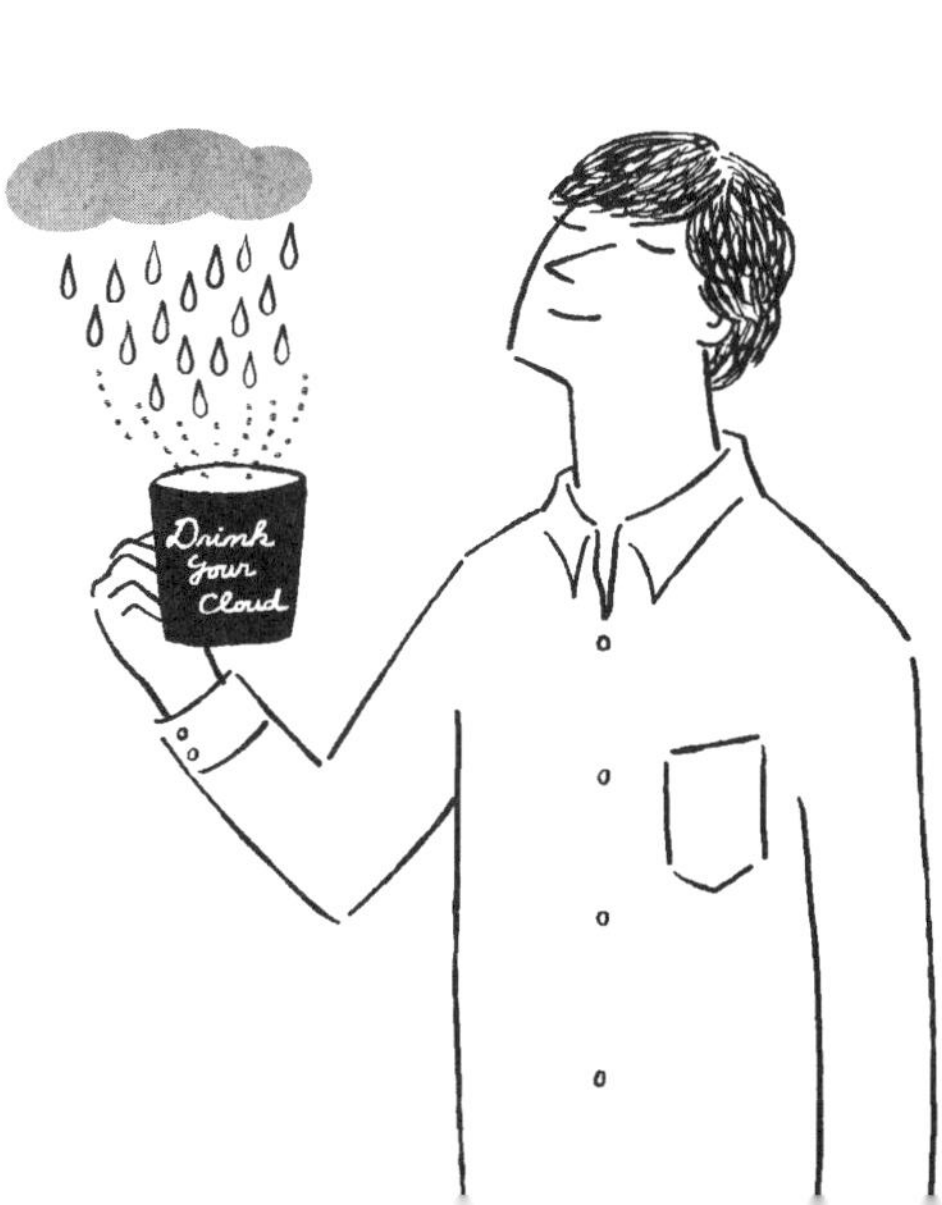

ない。また実は他の誰かの苦しみかもしれないんですね。自分以外のいろんな要素がつながりあって、一瞬今ここに立ち上がって見える、この姿。でも「止」まって、深く「観」ると、じつはインタービーイングで、全部他者とつながっています。

タイはまた、こうも言われます。「インタービーイングが、空《くう》の本質です」。「空」とは何もないカラッポではなくて、一個の中に同時にいろいろなものが存在しているから、実は「これ」という単体の存在はない――それが「空」ということなんだと。だからお茶も「空」だし、私も「空」だし、私の苦しみも「空」だし、それは同時に「インタービーイング」と言うことです。それはまた「無我」とも言えますね。「諸法無我」(すべての物には、一個の独立した個体＝我というものはない)です。

今ここに安らいで、そのような「インタービーイング」の洞察・智慧の目が深まりますと、4番目の果実です。「不生不死」。生もなく死もない。

「Drink your cloud」という言葉と同時に、有名なタイの言葉で「A cloud never dies」(雲は死なない)があります。この1杯のお茶は、かつては雲だった、じゃあその雲は死んで、終わりでしょうか?いやいや、雲は死なないですよね。雲は雨に変わります。雨は降って、川の水に変わります。それが私たちの水道水となり、お茶っ葉も加わり色や香りを変えながら、1杯のお茶になります。お茶は私たちの体に入ると、汗やおしっこに変わって出ていきます。

このように全てはインタービーイング(相即・相互存在)で、繋がり合い、刻々と形を変えながら、移り変わっているのが私たちの世界です。ですから1個だけの雲の一瞬だけを切り取って、それが消えたからといって「ああ、雲が死んだ!」と言って嘆き悲しむのはおかしな話ですね、とタイはおっしゃいます。たとえ自分が死ぬときでも、「私がこの姿形ではなくなる」といって嘆き悲しみ、

「もうこれで終わりだ」では私の弟子ではありませんよ、ということをタイはずっとおっしゃっていました。私たちはこの1杯のお茶を見るように、人間に対しても見られるように、他の生き物に対しても、宇宙の全てに対しても見られるように、日々瞑想をします。そういう目で全ての事象を洞察できるようにしていくのが「念・定・慧」のマインドフルネス・トレーニングです。

本当にこれが身に付いたら、タイが生きていようが死んでいようが、そのことで一喜一憂せず、すべてはインタービーイングの一側面であって、万物は歴史の始まりから今現在に至るまで、全部そうやって移り変わってきているんだ、とわかるでしょう。それを仏教では「無常」ともいいますよね。「諸行無常」ですね。

インタービーイングについて質問をされましたが、「プラムヴィレッジの4つの果実」と絡めたらタイのマインドフルネスの教えを俯瞰的に見れるかなと思って、お話させていただきました。

孫 ありがとうございます。すごく奥深い教えなので、今教えてもらった内容も要約したものだとは思いますが、雲というたとえですごくわかりやすく説明していただきました。

安らぎの場所

孫 4つの果実の最初は「I have arrived」でした。これはティク・ナット・ハン師の本を読んでいると、ここがわが家だというふうに書かれていました。みんなどこに自分の心の安らぐ家があるのだと探しているけれども、今ここにあるんだよということと同じことかなと思ったんですけれども、このわが家が自分の内にあるということはどういうことなのでしょうか。あらためて伺いたいと思います。

サンライト　タイの本で、『At Home in the World』(世界の中のわが家)があります。その冒頭でタイはこうおっしゃっています。自分はベトナム政府から帰国を拒否され、祖国に帰れなくなった。今までベトナムの平和のために生きてきた人生だったが、そのベトナムには帰れず、アメリカやフランスで生活しながらも、最初はとても苦しかった。けれども自分が故郷を奪われたことで、本当に自分の帰るべき場所はベトナムという国か、自分の生まれた家なのか、それはどこなんだということを、深く見つめる機会になったんだ、と。

結局、タイは約40年間も祖国には帰れなかったのですが、その過程で本当の自分の安住の場所は、時間や空間に縛られているのではなく、自分自身が生きている「今ここ」だと気づかれたのです。「I have arrived」ですね。

タイは「歴史的な次元」と「究極の次元」とも言われます。日常的に歴史が流れていく次元と同時に、より深い「究極の次元」がある、と。タイがよくたとえるのは、海水です。海面の水はいつも波立って、アップダウンを繰り返します。いいことがあったり悪いことがあったり、苦しかったり楽しかったり、上がったり下がったりしながら揉まれていくのが日常レベルの「歴史的な次元」です。ところが同じ海水でも、深く潜っていくと海面の動揺がいっさい伝わってこない、シーンと静まり返った深層水という、揺れ動かない静かで平和な水が底にある。

つまりベトナム、アメリカ、フランスなどという区別は日常レベルの「歴史的な次元」で、その次元にいるとベトナムに帰れないのが苦しかったり悲しかったりするけれど、深層水の次元まで深く潜って行くと、国の違いとか、あなたと私の区別とか、良い悪いの判断などには乱されない「究極の次元」がある。それは先ほどの話で言う「インタービーイング（相互存在）」や「不生不死」の次元でしょう。マインドフルネスの実践者とは、その深層水の次元まで深く潜っていくダイバーなんだ。そして深海からまた海面まで戻ってきて、日常の世界でアップダウンする人たちと一緒に時を過ごして、また自分自身は深海へと潜っていく、これを繰り返すダイバーなんだよと、おっしゃっています。

ですからタイのおっしゃる「本当のわが家」というのは、そういう「究極の次元」にタッチすることなんだと思います。それが「歴史的な次元」の深層＝「今ここ」にあるんだよと。この本でも、タイはベトナムに帰れない苦しみの時代を経て、そのおかげで、国家とか故郷とか家とか時間とか空間を超えて、本当に帰るべき場所があるのだということに自分は気がついた。それ以来、祖国を追われた悲しみ、苦しみというものが自分の中から消え去った、と書かれています。

孫　単に物質的な家ということではなくて、そこを超えたもっと深いところで自分にとって安らげる場所があるということですね。今、ティク・ナット・ハン師の『イエスとブッダ』（春秋社、２０１６）という本を読み直していたのですが、そこでも波と水のたとえが出てきて、この世の表面的に現れている現象としての世界と、もっと奥深くの水、形がない物質を超えた世界との二つのつながりについて書かれていて、すごくわかりやすいなと思いました。

孤立が進む世の中

孫　昨今は共同体が崩壊した社会になったとか、個人が孤立している世の中になったとよく言われています。頼るべき価値観が薄れてしまって友人も家族もバラバラになって、心がなかなか休まらないという人も増えているのかなと思うんです。そういうなかで誰でも本当は自分のわが家に帰ってこられるのだという考えはすごく安らぎになるのかなと思ったんです。今サンライトから見て、少し大きい話になりますけれども、日本の社会はどういうふうに見えていますか。

サンライト　私も5年前まで日本で生活していましたけど、私が今思い浮かんだのは一言でいうと「孤独」ということかな。私は出家する前まで、東京の古い木造アパートで暮らしていました。隣の部屋はおばあさんが一人暮らしをされていましたが、家族も誰も訪ねてきませんでした。あるとき大家さんが「臭いがする」と言って戸を開けたら、もう亡くなっていて虫が湧いていました。

下の階にはパーキンソン病で、ほぼ車椅子になったおばさんが暮らしていて、「このままどんどん体が動かなくなっていくの。悲しいわ」と言っていました。そのおばさんも一人暮らしでした。息子さんが同じ東京にいるのに、ただの1度も訪ねてこず、私がたまに車椅子を押して公園に連れ出し、散歩に行くんです。ケアをするスタッフの方が定期的に来るんですが、彼らがそういうのを見たらすごく驚いて、私がうまいこと取り入って遺産でもかすめ取ろうとしているんじゃないか、みたいな目で見られまして…本当にそういう意味でいうと悲しい、寂しい世の中だなあと思いました。

あるときそのおばさんがどうしてもコンビニに買い物に行きたいと思って、ヨロヨロの体で杖を

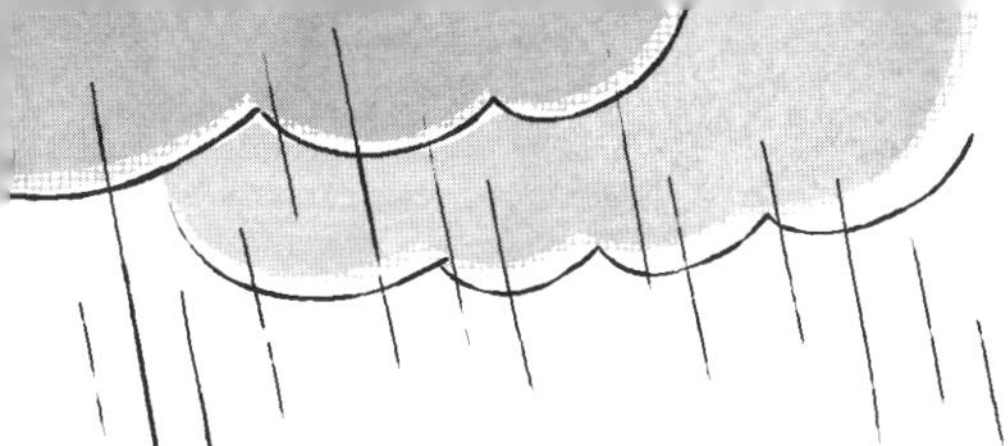

ついて、外へ出たらしいんです。真向かいのコンビニに行くだけでも、すごい時間がかかります。するとつぜん豪雨になった。しかもヨロヨロ横断歩道を渡っているうちに信号が変わって、広い車道の真ん中で立往生になった。土砂降り、ずぶ濡れ状態でガクガク震えながら立ち往生している彼女の前後をパパパーッ！とクラクションを鳴らして猛スピードで自動車が行き交っている。その現場に、たまたま私は出くわしました。

　私が東京で暮らしていたときは、そういう何とも言えない寂しい孤独なものがいっぱいあるなと感じていました。自分はまだそんな年寄りでもないし、病気でもないし、家族も親も元気だけれど、何かそういう時代の空気のようなものをひしひしと肌で感じていましたね。日本では自分自身の中に、生きていて何か足りない、欠落しているような、隙間風が吹いている感じが常にあったな、と今思います。

孫　私は今、鳥取に住んでいますけれども、東京にいたときはサンライトと同じような感覚もありました。鳥取はすごく田舎なのでまだ地域ごとの共同体が隣同士のつながりとか、お世話を焼いたりとか、いい意味でのおせっかいというものが残っていたりして都会よりも良い面があるなと思いつつも、やはり昔に比べるとそういう隣近所同士のつながりとか共同作業とかはものすごく減っていて、高齢化しているし、孤独、独り

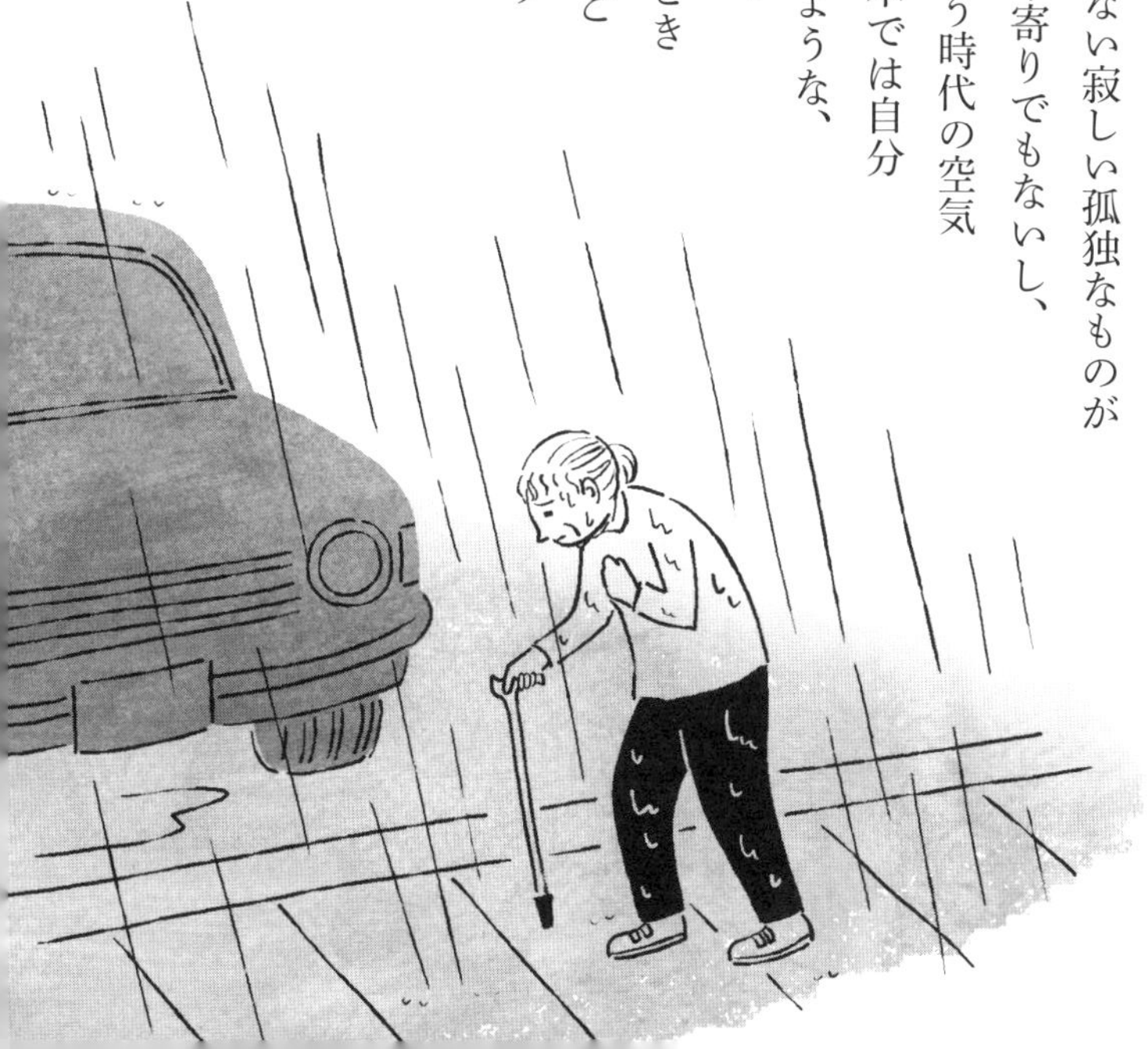

暮らしの方も多いです。日本全体が大きく抱えている問題として、孤独の問題というのがあるなと感じます。

日本だけではなくて世界的な問題かもしれないですけれども、イギリスでは数年前に孤独問題担当大臣が設置されて、世界初だったらしいんです。日本でも、内閣官房に孤独・孤立対策担当室ができたんですよね。それだけ大きな問題として孤独があるなかで、どうやって私たちが心の安らぎどころを得て、そして共に孤独を癒してつながっていく新しい形での共同体とかつながりを取り戻していくかというのがすごく大きい課題なのではないかなと思っています。

命の引き継ぎ方

孫　次に看取りについても話したいと思います。日本人が最期に亡くなる場所は、戦後すぐは家が多かったんですけれども１９７０年代以降はどんどん病院が増えてきて、今７割ぐらいが病院で亡くなっています。

看取りの場というのは医療と宗教やスピリチュアリティ、死生観といったものがちょうどクロスするようなところになっています。エンド・オブ・ライフ・ケアという観点でよい看取りをするにはどうしたらいいのだろうかと考えたときに、そこで死生観であったり宗教性というものに関心を持った医療従事者も増えてきているのではと考えています。

日本にいたときのサンライトの神道の経験を踏まえて、日本人の看取りの在り方に関して、感じているところがあればお話ししていただけますか。

サンライト　私自身は神主としての看取り体験はありませんが、自分の祖父母が亡くなるときに、そばで亡くなる瞬間までずっと付いていたという体験はあります。神主をしているときには「神葬祭」といって神道方式のお葬式があって、その神葬祭には数えきれないほど出させていただきました。

私の故郷は富士山麓のとても古い町で、村と言った方がいいぐらいの小さな集落です。今はもうそんな神主はいないでしょうが、私が神主に成りたての頃は看取りではなくて、人が亡くなった直後から、嘆き悲しむご家族たちと一緒に2日間とか3日間、朝から晩まで、神主も付きっきりでその家にいて、遺族と共に過ごしたんです。それはとてもハードな仕事でしたが、他の町の神主は全然そんなことはせず、ただ祝詞をあげて帰るだけでした。でも私たちの土地だけは、そのやり方を通していました。

神道の家で誰かが亡くなったときにはまず、神主が朝一番にその家へ駆けつけます。そして、悲しみに暮れている家族のそばで、亡くなった方の隣にずっと座っているんですよ。別に何も言わないんですけれども、大事なお役目だと、当時の宮司はおっしゃいました。

亡くなった人の口元に水を含ませたり、魔除け用に遺体の上に置いたハサミの位置を直してみたり、泣いている家族の話を聞いたり、一緒に御飯を食べたり。一段落すると、遺体の横でしめ縄につける紙垂《しで》を切ったり、卒塔婆に墨で故人の諡《おくりな》を書いたり…時間がくると遺体を棺に入れるための儀式をし、家から火葬場に送り出すための儀式をし、火葬場で棺に火を付ける儀式をし…というふうに、お骨になって帰ってくるまで、すべてがうまく運ぶように朝から晩まで、付きっきりで家族を見守っているんです。当時はキツイなあと思っていましたが、今から思うと、かけがえのない体験でした。

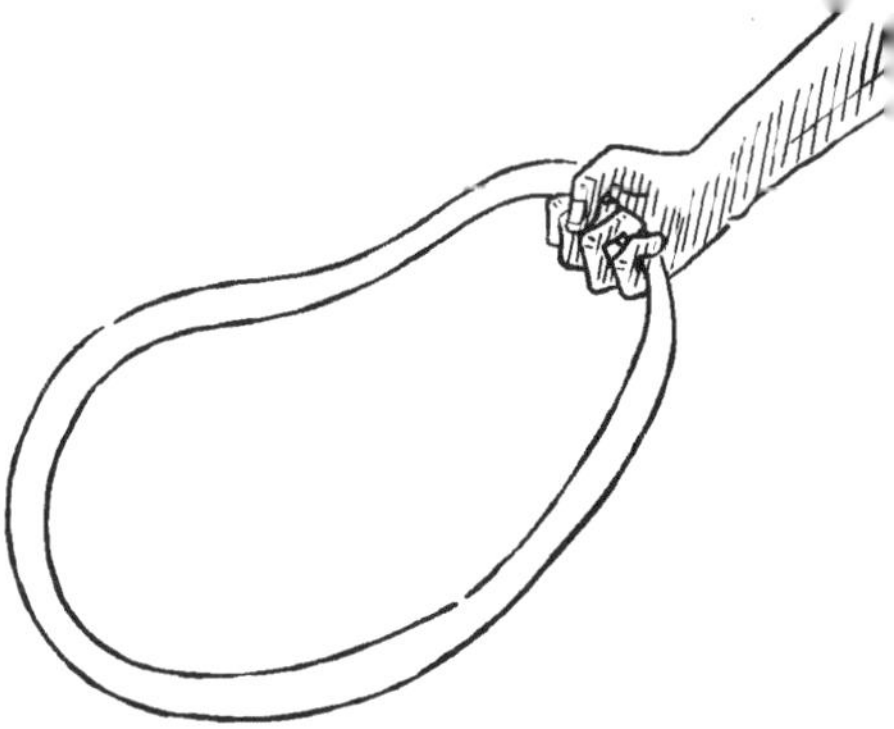

たいへんな田舎で、最初に神主になった頃はまだ土葬だったんです。ですから埋葬のときも、若い衆何人かで重たい棺をかついでの大行列でした。集落の墓地は山なので、旗を立てた長い葬列が田んぼを横切り、静かに墓山へと登って行くんです。あとで調べたら、そのころ日本の火葬率は94%になっていて、土葬はわずか5~6%でした。日本最後の土葬がまだ残っていた土地だったんですね。キレイな葬儀場なんてまだなかったから、全部が村人たちによる手作りのお葬式でした。私が20歳そこそこのときだから、今から30年ほど前の話です。

亡くなった方の隣家が食堂になって、家を全部開放するんです。どの家も、お葬式をやるために障子を全部取っ払ったら広い食堂になるように家が作られていました。

その隣家へ村の人たちが集まって煮炊きして、葬式の弔問客たちは全員がそこへ呼ばれて食事を振る舞われます。反対側の隣家は帳場になるんですよ。そちらの家では、香典(玉串料)やお布施を受け付けます。帳場の受付係も全部、村人たちの役割分担になっている。それで神主は亡くなった人の家に朝から晩までずっといる。まるで巨大なファミリーでした。

すごく賑やかで、お祭りのようでした。いろいろな方面から親類縁者、関係者たちがやって来るから助け合って接待もするし、何だかね、祝祭だったんですね。そういうことを長年経験している村の長老たちが何人もいて、ああだこうだと指示しながら、こういうことが先祖代々順番にバトンタッチして送られてきているんだというのを、若い世代に伝えていく。また次の世代も「この次、自分が仕切る立場になったらこうしないといけないんだな」とか、私の父もそうやって真剣に学んでいる姿を、私は子どもながらに見ていました。そして自分の親兄弟が亡くなったら、今度は自分がやるんだなと漠然と感じていました。

人が亡くなるということを、ただ「悲しく耐えられない出来事」として受け取るのではなく、そういう形で代々受け継いできたバトンを次代に受け渡す、駅伝で言うとこっちで待ち構えているところにランナーが駆け込んで来て、倒れ込みながら必死でタスキを外して次のランナーに受け渡たす「命のタスキ中継地点」みたいな感じでしたね。だから、ただただ悲しんでばかりはいられないんですよ。

そんな中でいろいろな役割を全員が勉強して、こうしてタスキが順番に渡って来たんだな、俺たちの代でタスキを止めることはできないな、みたいな、集合的な智慧を守っていく感じがありました。神主は神主の役目を、その中で学びました。そういうことが、昔は日本中でごく自然に行われていたのだろうなと思います。それが95〜96％まで火葬になり、キレイな葬儀場を1日借りて、そこでお経を唱えればそれで解散、というふうに日本中がどんどん加速していったのでしょう。最後の最後に残っていたそんな昔の風習を、自分はギリギリ体験できたのかと思うと、やはり貴重だったなと思います。今はもう故郷でも、そんなお葬式は完全になくなりましたから。

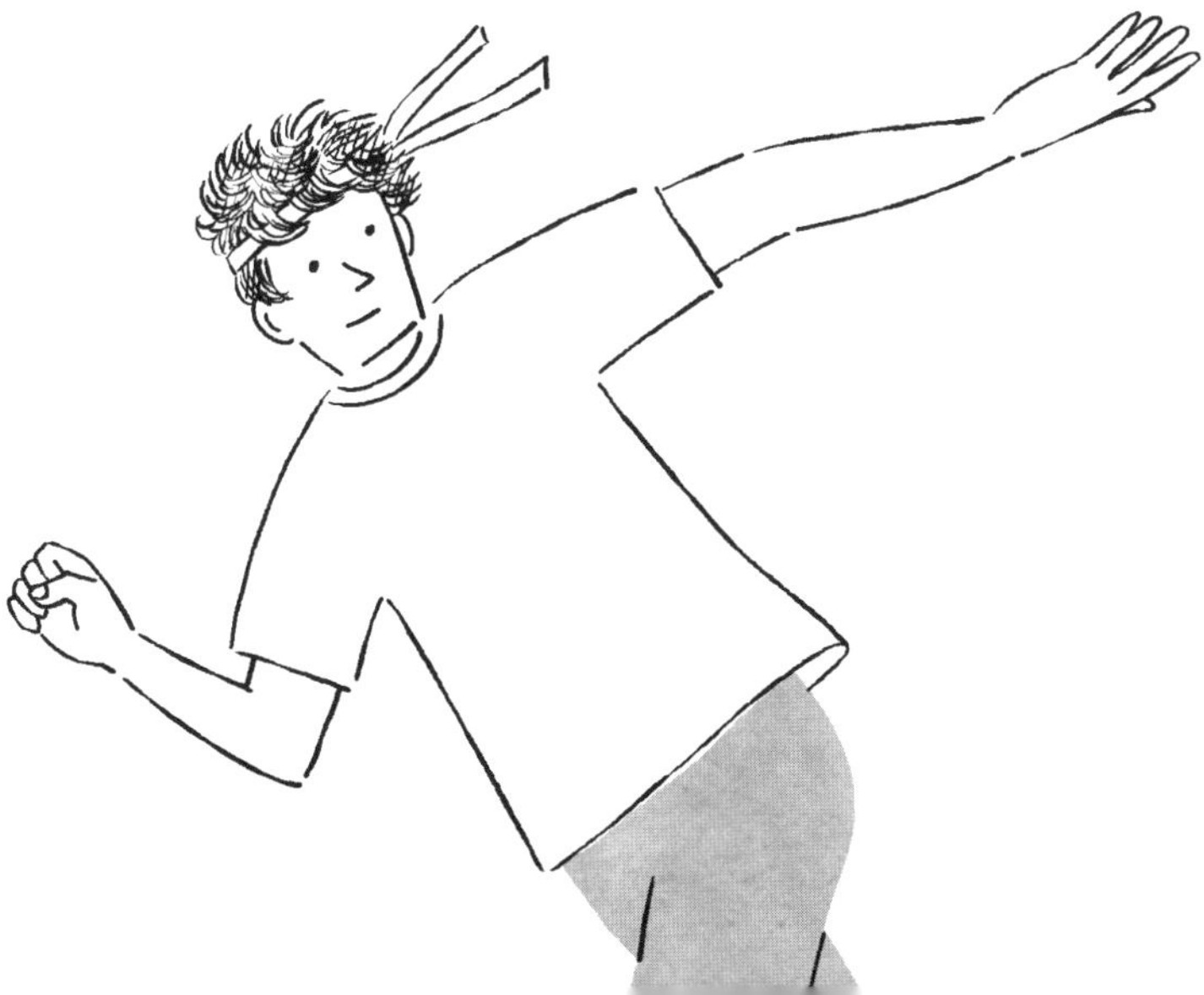

今年、私たちの先生、タイが遷化されました。その葬儀はまさしく「静かなる祝祭」という感じでした。タイが亡くなられた翌日から、私たちは1週間の「聖なる沈黙の瞑想行」に入ったんです。普通なら「さあ大変だ！お葬式の準備だ！」と大騒ぎになるけれど、それはまったく正反対でしたね。深い沈黙のなかで御遺体を棺に入れる儀式をして、その御遺体の横で1週間、弟子たちが順番に坐禅して、交代でタイと時を過ごしました。その1週間の聖なる沈黙のなかで、「タイを自分はどのように受け継いでいくのか」――弟子の1人1人が、静かに瞑想し続けたのです。私たち見送る側にとって、それはとても豊かで、癒される時間だったのです。

生前のタイは「《今ここ》の《本当のわが家》に帰ったら、いつでも私と会うことができるよ」とおっしゃっていました。「《生／死》の形にとらわれてはいけない。あなたは今この呼吸の中に、タイが感じられますか。一歩一歩の中に、タイがいるのがわかりますか」と生きているときからずっとおっしゃっていました。ですからタイが亡くなったときは、まさに今、それが本当にわかるのかどうか、自分自身が試される時がきた――ということでした。

タイはそのようにして御自身の命を受け渡していかれました。ですから弟子の私たちは、ただ絶望ばかりしていないで、タイから渡されたタスキを中継地点でしっかり受け取り、また次のランナーへと繋いでいけるのか、どうか。

「看取り」ということも、本来はそういうことなのかもしれないなと、先日孫先生の映画（「うちげでいきたい」：2022年に製作された40分の短編映画。家で最期を迎えたい高齢女性とそれを支えようとする家族を描く）を見させていただいたときに感じました。「看取る側」と「看取られる側」の真剣な「命のタスキ」の受け渡し、というような。本来は…ですね。けれども現代はすっかり個人主義の社会で、誰もがみんなバラバラですよね。「看取る側」も「看取られる側」もバラバラで、孤独です。神主としてお葬式を仕切っていても、「子どもが来れないんだって」「忙しいそうです」という家さえありました。ですから今亡くなる人は、単に孤独な「個体」として亡くなるだけですよね。地縁からも血縁からも切り離されて。代々受け渡されてきた「命のタスキ」や「集合的な智慧」のようなものは、そうやって急速に失われたのだろうなと思います。

プラムヴィレッジの実践というのは、物質文明や個人主義の社会より以前はこうだったのかもな、というようなことを色んな角度から考えさせてくれます。タイのお葬式もそうでした。またそれ以外でも、私たちは「サンガ」というコミュニティで日々マインドフルネスの実践を行っています。「今ここ」を大切に生きる仲間たちが、家族のように一緒になって、戒律を守り、助け合いながら暮らしています。タイ・プラムヴィレッジでは現在160人の僧侶が共同生活しています。こんな「サンガ」も、現代文明社会では失われてしまった共同体だろうと思います。また、常に自分たちの中には親や先祖たちが生きているということや、まだ生まれていなくても、未来の子孫たちはもうすでに私たちの中に生きている…ということも「インタービーイング」の目で観察していきます。そうした実践からは、現代の私たちが忘れかけている「人類の智慧」みたいなものを、もう1度思い出そうとするのがマインドフルネスなのかもしれない、と感じたりもしますね。

孫　ありがとうございます。サンライトが神主だったときの地域の話がすごく面白くて、地域の文化がお葬式とか看取りには如実に現れるというのがわかりました。今、鳥取でも家の中でお葬式をやるのではなくて、家の外に行列をなして歩いていくお葬式がまだ行われていたりして、そういう行列葬やさっきのお話もそうですけれども、すごく地域の文化が反映されています。サンライトが言ったように家族とかご先祖とか、いろいろな人が看取りという場面につながっていることが現れるという意味では、本当にマインドフルネスそのものと言っていいかもしれないなと思いました。

周りに癒しを与える人

孫　最後にお聞きしようかなと思っていたことは、医療従事者のケアについてです。今、医療従事者自身、２０１９年末から続く新型コロナウイルスの影響で実はすごく苦しんでいたり、医師という職業自体、結構ハードワークなんですけれども、その割にはあまり弱音を吐きづらい立場だったりして、医療従事者もマインドフルネスを実践したり、自分をケアしていくことが大事なのではないかと思っているんです。

サンライトにも観てもらった映画の上映会のときに、医師も看取りのときに恐怖を持っているという研究もあるという紹介をしたんですけれども、じつは医療従事者は宗教に近づきにくいところがあります。あまり宗教的なことを言ってしまうと、患者さんに縁起が悪いと思われるのではないだろうかとか、科学的でないというイメージがあることが影響しています。

医療従事者もマインドフルネスを実践したり、宗教的なところにもう少し近づいてもいいのではないだろうかという考えもあるんですけれども、これについて考えていることがあったらお願いします。

サンライト　とても大きなテーマなので、本当はプラムヴィレッジの諸先輩方のお話が聞けたらいいのになと思いますが、今日は私自身の経験の中から出てくる言葉でお話をさせていただきますね。

命がなくなる——ということは、誰もが直面しないといけない現実ですね。でも「命がなくなるというのはどういうことでしょうか、説明してください」と言われたら、これはなかなか難しいと思います。「私は死んだら、もう終わりなのでしょうか」と聞かれても、答えをはっきり持っている人はそういないでしょう。けれども死を取り扱う人はいます。またそういう人が必要だということも事実ですよね。ですから命が消えていく、亡くなっていく瞬間に立ち会うような方々は、自分自身の命も含めて、命が生まれたり消えたりしていくことに対してどのようなパースペクティブを持っているか、これはすごく問われるだろうと思います。でないと、命を単なるモノとして取り扱うしかなくなりますよね。

日本にいたとき、叔父が難病で入院しました。骨が勝手にポキポキ砕けていくという、何万人に1人の病気でした。体のあちこちが痛くて、寝たきりでした。初めて病室にお見舞いに行ったとき、叔父は私を見るなり言いました。「もっとそばに来てくれないかな」。そこで枕元にすわって顔を近づけると、叔父が囁きました。「こんな体になるとな、人が発してるエネルギーをいやでも感じるんだよ。近寄られると、体の痛みが増す人がいる。何も感じない人もいる。でも、お前は不思議だなあ、痛みがどんどん楽になるよ。なんでかなあ」「それはきっと瞑想をしているからだと思うな」と言うと、「その瞑想、おれにも教えてくれないか」と叔父が言いました。これには皆が驚きました。叔父はずっと私のことを「理解できない、おかしな奴」と言って遠ざけてきた人でしたから。地位や名誉やお金が大事な人だったんです。その叔父が「ああ、おれもお前のように楽な人間になりたい。だから、できるだけここに来てほしいよ」と言ってウトウトし始めました。すると叔母が泣き出したんです。「体が痛くて睡眠薬を飲んでも眠れない人が…こんなことは初めてです」と。

それから私はできるだけ病室に足を運んで、叔父に瞑想を教えたり、一緒にお経を読んで解説をしたりしました。すると叔父は「ああ、おれの生き方は間違っていた。もう一度元気になって、今度は人に恩返しをするような生き方をしたい」などと言うようになりました。暗くて険しい顔だった人が、まるで別人のように穏やかになって、最後は安らかな顔で亡くなっていったんです。この体験は私にとって、大きな財産になりました。瞑想に対する自信が確信に変わりました。

その頃の私は、ちょうど禅からマインドフルネスへ移行しだした頃でした。厳しい坐禅修行で身心に強度がついていたと思うし、神主の経験も生きていたと思います。人が痛み苦しみの中で亡くなるということに対しても、ある程度の覚悟というか、動揺しない感覚がありました。そしてきっとそれが叔父を癒やしているんだな、と感じていました。

でも、もしそのとき叔父に「おれ、死んだらどうなるんだろう」と聞かれたら、私は答えられなかったと思います。いくら知識として「インタービーイング」や「雲は死なない」と知っていても、実際に叔父を目の前にしてそれらを口にできる深さも、リアリティーもまだ備わっていませんでした。それがタイの元で出家して、タイ・プラムヴィレッジ僧院でマインドフルネスを日々実践し続けるうちに、そういうことが単に頭の知識としてでなく、体に深く落とし込まれてくるような感覚が生まれました。やはり、タイの存在は大きかったです。

8年前、タイは脳出血で倒れました。そのとき私はまだ在家でしたが、ちょうどタイを日本にお招きする準備をしていました。残念ながらタイは日本に来れませんでしたが、それから8年間かけてタイは御自身が次第に衰えていくお姿を、私たち弟子にすべて開示してくださったのです。

一命を取りとめたタイは半身不随で車椅子になりましたが、アメリカとフランスで2年間のリハビリを経たあと、タイ・プラムヴィレッジに移って来られました。3年間タイランドで私たちと共に過ごされた後、いよいよベトナムの本山に帰られました。本山に戻られるとき、私たち弟子に宛てた手紙でタイはこのようにおっしゃいました。

「私は1枚の枯葉となってダンスを踊りながら、ゆっくり舞い落ちていきます。枯葉は木の根に落ちて、木の肥やしになります。そこからまた次の新しい芽が出てきます。私もそのように舞い落ちながら、木の根っこへと帰ります」

タイを最期の瞬間まで看取った付き人たちは、みな言っています。亡くなる最後の最後まで、タイは一度も暗くネガティブな状態に引きずられることはなく、ゆっくり悠々と舞い落ちて行かれました——と。

老いて、病んで、亡くなっていく先人が、その姿をすべて家族に共有しながら、枯葉が根っこに向かって優雅に舞い落ちていく、一部始終を見せてくださいました。後遺症で言葉は出せないタイでしたが、8年間のそのお姿そのものが、偉大な法話でした。「家で亡くなる」ということには、こういう深い意味もあるのではないですか。

ですから私たちが老いや、病や、死に直面したときに、もしそのような教育を受けていなければ、ただ怖れたり、戸惑ったり、怯えたり、パニックに陥ったりするのだろうと思います。けれども身をもってタイが伝えてくださったブッダの瞑想、マインドフルの智慧を深く学ばせていただくことで、人の死も自分自身の死も深い智慧と洞察の目で、万物への理解と慈悲の目で見つめることができれば、本当に四季の移り変わりのようにどんなにか豊かで幸せな人生を送れるだろう、と思いました。そして私もタイのように、自分に与えられた命を最後の最後まで生き切って、向こう岸へと渡って行きたいと思いました。

タイが脳出血で倒れ、意識不明の重体でアメリカの大病院で集中治療を受けていたときのことです。これは当時付き人だったブラザー（男性僧侶）たちから聞いた話です。タイが眠っている病室に、夜中、自分の仕事を終えた医師や看護師さんたちが代わる代わる訪ねて来たそうです。彼らはそっと病室のドアを開けて入ってくると、ただ黙ってタイの枕元に座るのだそうです。それから、しばらくすると立ち上がって合掌して、帰っていくのだそうです。タイの枕元に座って、彼らは静かに涙を流していたといいます。

意識のないタイはもちろん、何もおっしゃいません。ただ深い呼吸を繰り返しているだけです。けれども「呼吸と微笑み」をひたすら説き続けられたタイの人生の中で、身心の奥深くまで染み込んだそのマインドフルネスのエネルギーは、存在そのものが深い「究極の次元」にタッチしていて、その人がただそこいるだけで癒やされる、その人の存在自体が大きな安心感や命の温もりを与えてくれる——そういう境地があるのだということを、そのとき付き人たちははっきり確信したと、私に語ってくれました。

瞑想をするということは、そういう心や体をつくっていくことなんだと、今私は感じています。そのような身心をつくるためには、知識をつける勉強ももちろん大事ですが、ただ頭の知識だけでは無理だろうと思います。なぜ瞑想が必要なのか、なぜマインドフルネスが大切かと言うと、あの海水のたとえのように、日々アップダウンする表層的な日常世界とは違う、深い安心の世界、タイのおっしゃる「本当のわが家」があって、そこに住んでいる人は深い癒やしを運んでくれる、道はこっちだよと示してくれる人であり、そういう道を少しずつでも体験し、身につけていくことが、たぶん私たち文明人にとっては大事なことなのかなと思います。

孫　ありがとうございます。スピリチュアリティの本質には言葉とか知識を超えたところのものがあると思うんですけれども、今のサンライトのお話でそれが少しでも伝わってくるような感じがしました。

グリーフを経験して

孫　最後にサンライトから私に何か聞きたいことはありますか、何でも結構です。

サンライト　答えづらい質問かもしれませんが、孫先生は今幸せですか。そしてもし苦しみを感じていらっしゃったら、孫先生の苦しみは何ですか。

孫　正直な気持ちを述べさせていただきますけれども、一時苦しかったんですよね。家族との別れがあったり、人生のいろいろな岐路がありまして。そういうときにサンライトにお会いして話を聞いてもらったりしました。あのときはたぶん人生で一番苦しい時期の一つだったかなと思うんです。今はすごく安らいだ心の状態になっています。

今は今なりに日々悩みとか苦しみがあるんですけれども、こういうマインドフルネスの実践とかを通して、少しずつそういった過去の経験が全て自分の学びになって智慧になって、ああいう経験もしてよかったなと今は思えるんですね。今、自分の親とか自分の家族とのつながりを再構築しているところなんですけれども、すごく自分の人生において深い気づきが得られたなと思っています。

サンライト　その重要な気づきというのは何だったのですか。

孫　人の痛みや人の苦しみを感じるというところが自分には足りていない、ということが自分の大きな気づきだったんですね。医学部を卒業して医師になって、医療というところにはしっかり身を投じてきたつもりだったんですけれども、病にかかって亡くなっていく人たちの苦しみを本当にきちんと受け止められていたかなというところも反省しました。

また、自分の周りの親しい人たちの中にも苦しみがあって、まず彼らの苦しみや痛みをきちんと感じていくということ、それが大きな気づきでした。

サンライトに聞かせてもらったお話もあらためて深い洞察の得られる内容でした。今回は本当に貴重な時間をありがとうございました。

サンライト　私もこうやってこのような場を設けていただいたことに、幸せを感じています。本当にありがとうございました。

タイの本で『Happy Teachers Change the World』（幸せな先生たちが世界を変える）というのがあります。「苦しみの泥」の中から、「幸せな蓮の花」を咲かすことのできる先生たちが世界を変えていくんだ、と。このタイの御言葉を、最後に、孫先生に贈らせていただきますね。

Happy Doctors Change the World!

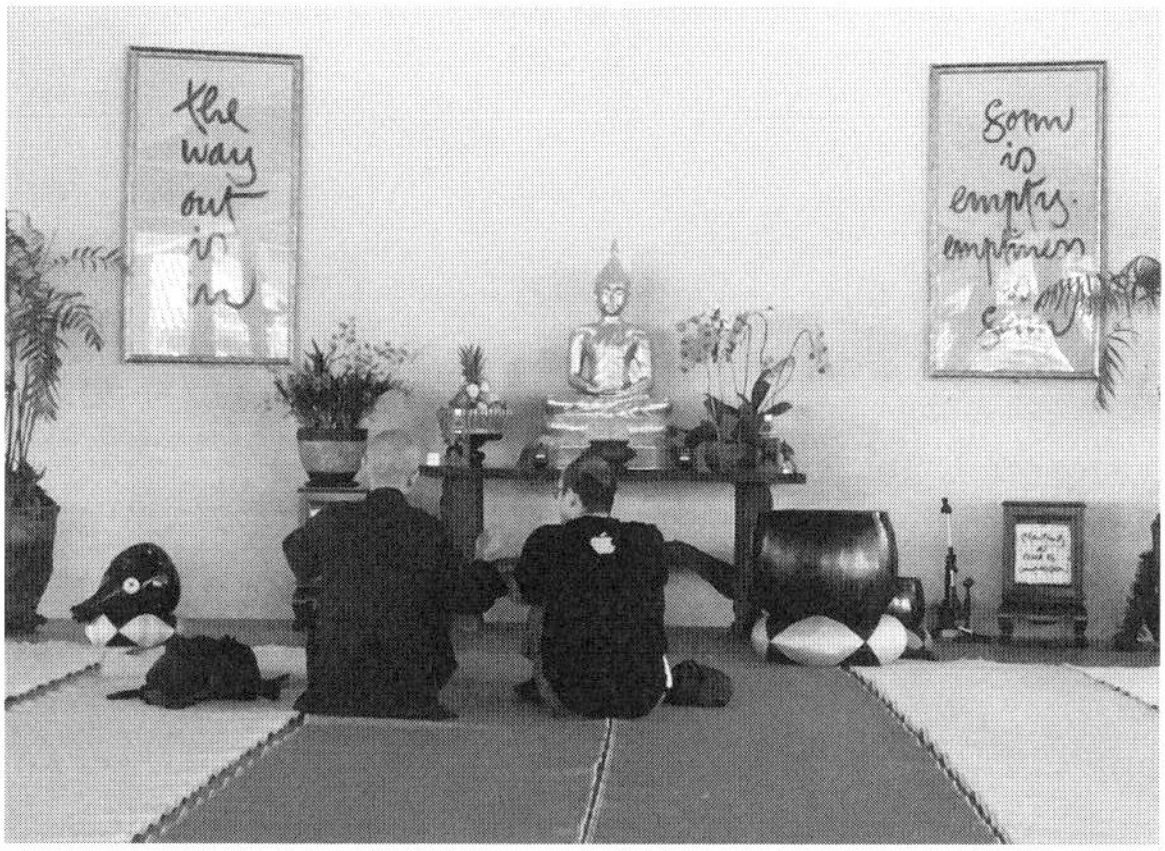

2020年1月1日　タイ・プラムヴィレッジで語り合う2人

終章

臨床と宗教
スピリチュアリティのかなたに

孫 大輔

医師が宗教性について考えるということ

医師という職業は、死に接する機会が多いということには異論がないだろう。しかし生物学的な死を超えた「死」そのものについて考えたり、それを公言したりする機会は少ない。あるとき若い学生に「先生にとって、死とは何ですか」と単刀直入に聞かれ、どう答えようかと困惑したことがあった。医学的な死について説明するのは容易いが、ここで聞かれていることは〈私〉にとって死とは何かという問いであった。医師である私と、医師という立場を離れた〈私〉にとって、死の意味は全く異なる。そしてこの問いは、どのように答えようが、果たしてその答えでよかったのかと困惑せざるを得ない種類の問いなのである。

本書で探求しようとしたのは、臨床と宗教の接点、あるいは医療に従事する私たちにとって、宗教性やスピリチュアリティはどのような意味があるのかを探ろうとする試みであった。しかしながら、私自身は宗教学やそれに関連する学問を専門に修めた者ではなく、学術的な探求は不十分であると言わざるを得ない。それでも、臨床において人間の死に接し、宗教性や死生観をめぐる問いを深く探求したい人々にとって本書が何かの役に立てば幸いである。

ここでは本書全体を俯瞰するような形で臨床と宗教の関連について論じていくが、その前にまず私の宗教的な立場を明確にしておきたい。私は特定の創唱宗教を信仰してはいない。それは神のような存在は人知をもって知り得ないとする不可知論者でも、そもそも神という存在を認めない無神論者でもなく、あえて言えば世俗主義者である。世俗主義(secularism)とは、人間の精神と自由を信頼し、宗教から自律した人間の尊厳を擁護する立場を指す。歴史学者のハラリは「世俗主義は、とても肯定的で積極的な世界観であり、何かしらの宗教への反対ではなく、首尾一貫した価値基準によって定義される」と述べる[1]。彼は、世俗主義的な理想とは「真実」や「思いやり」に対する責務であるという。真実とは単なる信心ではなく、観察と証拠に基づいている。また、世俗主義の倫理の基盤は、何かしらの神の命令に従うことではなく、苦しみを深く理解することだという。この意味では、医師あるいは医療者は、基本的に世俗主義者であるべきであろう。特定の宗教的価値観によらず、観察と証拠に基づいて真実を追求し、神が命じなくとも他者の苦悩に心を寄せ、それを深く理解することがその責務だからである。ハラリは、特定の宗教を信じていても、世俗主義的な倫理規定に忠実であるかぎり、世俗主義的な社会の善良な成員であり得ると述べる。

そもそも、宗教やスピリチュアリティはどのように定義されるのであろうか。「宗教(religion)」の定義については社会学者のデュルケムや宗教学者のエリアーデのものが有名である。デュルケムは、その著書『宗教生活の原初形態』のなかで、オーストラリア先住民の儀礼の研究から宗教を「聖と俗を分かつ思想」だと定義した。エリアーデは『宗教学概論』において宗教を「聖なるもの」によって定義している。では「聖なるもの」とは何か。本書の対談にもご参加いただいた宗教学者の島薗 進先生は「ふつうの五感では確認できないような存在や力、あるいは経験の次元」、「強く人間に働きかけ、その思考や実践を導き続けるような深い意味を発する何か」を指すという[2]。デュルケムもエリアーデも一神教的な「神」の概念を使わずに宗教を定義しようとしたところにその特徴がある。

それでは、「スピリチュアリティ(spirituality)」とは何かというと「宗教を人間の側の特性や経験に即して捉えようとする言葉」[2]であり、宗教と密接な関連がある概念である。日本語では中世にさかのぼる「霊性」の語が最も近い意味を持っている。哲学者の鈴木《すずき》大拙《だいせつ》の『日本的霊性』においては、「霊性は精神の奥に潜在して居るはたらき」であり、日本人においては鎌倉時代の禅と浄土思想によって明白に現れ、今日まで続いているという[3]。「霊性」という日本語を用いる場合、それは必ずしも霊魂的実在(いわゆる肉体に対しての魂)を意味しないことには注意が必要である。仏教においては禅僧の道元が

「霊性」の語を霊魂的なものがこの身の内にあって永遠だという見方として用いることを『正法眼蔵』において批判している。

私たち医療者が、言葉としての「スピリチュアリティ」と出会うのは「スピリチュアルペイン(spiritual pain)」が主である。緩和ケア学では、患者はトータルペイン(全人的苦痛)を経験しており、身体的苦痛、精神的苦痛、社会的苦痛のみならずスピリチュアルペインを経験しているとされる。日本死の臨床研究会においては、英語のspiritual painが1970年代後半に「宗教的な痛み」や「霊的痛み」と訳されていたのが、1990年代後半に「スピリチュアルペイン」というカタカナの言葉として定着したという経緯がある[4]。また医療者向けの書籍においては「実存的苦痛」という表現が用いられることもあり、「自己の存在と意味の消滅から生じる苦痛」と定義されることが多い。「スピリチュアルペイン」あるいは「実存的苦痛」が意味するところは、患者の死に接してきた医療者であれば実感としてその理解は難しくない。死と向き合う患者が表出するあらゆる感情や行動に、それが表れることを知っているからである。

チャプレンの藤井理恵《ふじいりえ》はスピリチュアルペインを「たましいの痛み(霊的痛み)」あるいは「存在の根底に関わる問い」として定義している。さらに存在の根底に関わる問いとして、命の意味(生きている意味)への問い、苦悩の意味への問い、人生の価値、孤独、罪責感、限界、死や死後の世界への問いがあるという[5]。文化人類学者の松岡秀明《まつおかひであき》は「スピリチュアルペインは曖昧なままでいいのではないか」と述べる[6]。それを明確に定義してしまうと、その定義に当てはまらない苦痛が無視される可能性があるからである。また、スピリチュアルペインの定義によらず、臨床家が確固たる答えを持ち合わせないような質問をされたとき、ケアする者にできることはその問いを真摯に考えて、患者とともに答えを探すことであろうと述べている。それには私も大きく同意するものである。

宗教性のアクチュアリティ

一般的にいえば医学と宗教は相性が悪い。現代の医学は自然科学を基盤に構築されており、自然科学は宗教のドグマ（教義や教理）を破ることで生まれてきた。医学における「宗教的なもの」の否定は、たとえばＥＢＭ（evidence-based medicine）の考え方にも如実に表れている。実証できないもの、測定できないものについては、医療者は語るべきではないという不文律がある。そして、一般的に病院という場が宗教者の出入りを嫌うことは、対談させていただいた仏教僧の森田敬史先生が「（宗教者の）医療分野への介入は敷居が高いと言わざるを得ないのが実情である」と述べる通りである[7]。

しかしながら、いかに医学が自然科学の範疇にあろうとも、臨床実践に携わるものとして、宗教性あるいはスピリチュアリティと呼ぶべきものが臨床の現場に存在することは否定できない。それは私たちが日々「死」に接しているからであり、私たちの臨床実践が疾患の治癒のみを目的とするものではなく、他者への「ケア」を目指すものだからである。

ケア（care）とは、他者への気遣いであり、医療の核心をなす概念である。教育哲学者のノディングスによれば「ケアとは関係におけるあり方」であり、単なる特定の行為や態度だけを示すものではなく、人間関係、すなわち自己と他者との関係における他者への受容的・応答的なあり方を指す[8]。他者へのケアのまなざしがあるとき、私たち医療者は科学者として振る舞うのみならず、癒し人（healer）として振る舞う。すなわち、「何が正しいか」を語る者というよりむしろ、「何ができるのか」、「どのように応じるか」、実践者として振る舞うのである。

死にゆく者は「なぜ私は死ぬのか」、「この世界から私がいなくなったらどうなるのか」という実存的な苦悩を感じている。死期が迫っている患者は、そのような苦悩と不安を感じ、医療者や家族に対してさまざまな反応を示す。これについて思い出されるのはがん終末期で在宅医療を受けていた一人暮らしのある高齢女性のことである。その方は、息苦しさ、腰の痛み、家族の気になること、生活のなかの些細なことを事細かに私たちに話すのだったが、今から考えると、その方の語り口や表情など立ち居振る舞いに、実存的な苦悩がすべて表れていた。医師である私は、その方の病状に関しては答えることができたが、その方の死への不安、究極の孤独感やかなしみに、答えることはできていたであろうか。ただ、話を聴き、その場にいることしかできなかったような気がしている。それはあの方の「私は死んだらどうなるのでしょうか」という声にならない〈声〉に対する、私なりの精一杯の応答であった。そのような病者へのケアの営みのなかで、医療者にとってのスピリチュアリティは試されている。

また、死者に対する医療者の行為においても、スピリチュアリティが存在する。それは「悼む」という行為である。たとえば、看取りの場面において、医師は死者を「悼む」行為をしている。臨終の告知の前後に多くの医師は死者に向かって手を合わせる。また、臨終の告知の後も遺族とともに時間を過ごし、亡くなった方の人柄や、その人が好きだったことなどを話したりする医師もいる[9]。彼らは、こうした悼む行為を、「自分は死にゆく人とその家族を十分にケアできたのだろうか」という罪悪感とともに行っている[9]。

島薗 進先生は「悼む」という行為を、「祈る」こととは異なり、罪悪感が関わる行為だと述べる[10]。それは、悼む人が「死にゆく他者に何もできずに生き残っていく自分を責めざるをえなかったことに苦しんでいる」からだという。「祈る」ときには応答する存在が前提とされている。たとえば、神や先祖の霊といったものである。しかし「悼む」行為は、不条理な体験に対して応答がないことに苦しんで行うものである。不条理、または己の「悪」の体験に対して応答がないこと。「悪はどこからやってくるのか」、「どうすれば悪は克服できるのか」という問いに対して、伝統的な宗教は一応の答えを持っていた。しかし、現代においてはその答えを受け入れられない人は多いし、信仰者であっても伝統的な答えでは十分ではないと感じていることが多いという[10]。啓蒙主義と合理主義が行き着いた先に人類が20世紀で経験したものは、二度の世界大戦と悲惨な虐殺や無残な死であった。また、日本人の私たちは大きな災害を何度も経験し、その度に大量の死者が発生するのをみてきた。そのとき、生き残った私たちは罪悪感とともに死者を慰霊し、悼む行為を行ってきたのである。

多死社会と死生観・スピリチュアリティ

近代社会になり、合理主義や科学的世界観が広まるにつれて、宗教性はそれ以前に比べて小さな意義しか持たないようになったと思われている。しかし社会学的には、社会における宗教の影響は、それが人々の行動や制度の表面から次第に消え失せ、潜行したからこそ、むしろ圧倒的なものになったという考え方がある。『プロテスタンティズムの倫理と資本主義の精神』において社会学者のヴェーバーは、近代西洋社会はキリスト教的なエートス（慣習）を基礎に置いており、資本主義の発展とキリスト教的精神には大きな関係があると論じた[11]。私たちが生きる世俗化した社会においても、「宗教的なもの」は大きく影響を与えている。日本の場合も、特定の創唱宗教を信仰していなくても、多くの日本人は無意識に宗教的行為を行っている。つまり、私たちが「合理的」に生きていると信じていても、社会の底流にはそのエートスが流れ続けているのである。そして、その底流に流れるものの本質を考えることは、近代や合理主義がさまざまな意味で限界を迎えているように思える現代社会において、「私たちは何者なのか」という問いを考えることにつながるであろう。

日本人のスピリチュアリティや死生観を形成してきたものとして、鈴木大拙は鎌倉時代以来の浄土思想と禅の思想をあげたが、儒教の影響下に発展した武士道の倫理体系も大きく影響を与えている。また、民俗学者の柳田國男《やなぎたくにお》は、日本の生活者（常民）

の文化のなかに蓄えられてきた円環的・永遠回帰的な死生観があることを指摘している[12]。これは「イエ（家）」という単位集団に集約された世代間の連帯を結晶化したものと考えることもでき、古代以来の先祖崇拝の祭祀と家の継承というシステムのなかで、脈々と受け継がれてきた感覚であろう。第二次世界大戦後、日本社会は経済復興を遂げ、豊かな時代を迎えるに至った。死を身近に感じることがほとんどなくなった現在では、自身の死を見つめ、死について思索を深めるという機会が減り、死生観が「空洞化」していると言われている[13]。

2040年代に死亡者数が最大となる「多死社会」へと向かう現在の日本において、死について身近に感じている高齢者とそれ以外の世代で分断が生じており、死について考えたことがない無関心層の存在も指摘されている[14]。また、共同体意識の希薄化も日本人の死生観を考えるうえで大きな影響がある。心理学者のやまだようこは、死は死にゆく個人のものではなく、共同体のなかで意味づけられてきたと述べており、自分の死を自身にとっての意味に留まらず、共同体や関係性のなかで考えることの意義を強調している[15]。共同性は、日本人にとって綿々と受け継がれてきた意識であるが、共同性への過度な配慮が、自分の死に関する本来の希望をかえって歪ませることもある。死の準備行動において、他者に迷惑をかけないこと、遺族に負担をかけないようにすることが優先され、自分の希望や本音を表出することを妨げることがあるからである。

こうして時代の変遷とともに日本人のスピリチュアリティや死生観を概観すると、現代では多死社会であるにもかかわらず、「死」という人間にとって決定的なものの意識が希薄化していっていることがわかる。それは共同体の脆弱化とともに、共同体のなかで意味づけられていた「死」が失われていったからであり、医療技術やバイオテクノロジーの発達による死の克服と際限なき延命という幻想がいまだに追求されているからであろう。東日本大震災などの大きな災害や、新型コロナウイルスによるパンデミックは、社会のなかで「死」が大きな現実として存在し、人は決してそこから逃れられないという事実を突きつけてくる。しかし、そうした社会的現象に迫られる形でなくても、私たちは日常生活において、もっと豊かなスピリチュアリティを育んできたはずである。

スピリチュアリティを体現していた生活者の例として、鈴木大拙が紹介した「妙好人《みょうこうにん》」を取り上げてみたい。妙好人とは、学問がなく、社会的地位も低いのにもかかわらず深い信仰心を獲得している者を指す言葉である。大拙は『日本的霊性』のなかで「浅《あさ》原才市《はらさいち》」という妙好人を紹介している[3]。才市は石見国(現 島根県大田市)で下駄職人をやっていたが、熱心な寺参りをしつつ、仕事の合間に木片などに「口あい」と呼ばれる念仏詩を数多く書き記していた。たとえば「わしが阿弥陀になるぢやない。阿弥陀の方からわしになる。なむあみだぶつ」といったものである。大拙は、才市の念仏詩が直感的に浄土真宗の本質を把握しており、そのまま阿弥陀仏の心を体現していると説明する。「凡夫の才市が聞法《もんぼう》に心が向いた、そのときが六字の名号《みょうごう》の出来たときなのである。六字の名号が出来たというのは、弥陀の大慈《だいじ》に触れたときなのである。才市がこの事実を自覚したとき「なむあみだぶつ」「あたった」と言ったのである。これはただ不思議というより外ない」と、驚きの言葉をもって浅原才市の「霊性的直覚」を最大限に称賛している[3]。

鈴木大拙にとって、霊性あるいは宗教とは、単に語るものではなく、人間によって生きられたとき、初めていのちを帯びる出来事だったと言える。『日本的霊性』において、大拙は、霊性とは人生の困難に立ち会い、苦しみ、因果の世界にあって永遠を求めずにはいられない生の衝動だと語る。「霊性の動きは、現世の事相に対しての深い反省から始まる。この反省は、遂には因果の世界から離脱して永遠常住のものを攫《つか》みたいという願いに進む。業《ごう》の重圧なるものを感じて、これから逃れたいとの願いに昂《たか》まる。」と[3]。ここで大拙は、霊性とは何かを概念として語っているのではなく、あくまでもその顕現の瞬間を語っていると、随筆家の若松英輔《わかまつえいすけ》は述べる[16]。大拙は、霊性という概念を普遍化させるのではなく、読み手の固有の経験の向こうに霊性への窓があることを示そうとしているのである。若松は、宗教あるいは霊性の本質は、言葉や文字を超えたところにあり、その実践は古くから行われてきたと語る[16]。近代日本における霊性の発露は、思想家の岡倉天心《おかくらてんしん》の芸術運動にも認められ、「霊性とは、事物の精髄であり、生命、万物の魂を決定するもの、そして、内に燃える炎として認識された」という天心の『東洋の理想(The Ideals of the East)』という文章の一文にも見事に表現されている[16]。

なぜ「悪」は存在するのか

東日本大震災のような大きな災害が起きると、なぜこのような理不尽な不幸や悪は存在するのかと人は問いたくなる。何の罪もない人々が短時間に大勢死に至る。伝統的な宗教も、なかなか明快な答えを持っていない。なぜなら、それに対して宗教的な理由を答えたとしても、完全に合理的に説明することはできないため、人々は納得しないからである。

近代の始まりの時期にもヨーロッパで同じようなことが起きた。１７５５年のリスボン大地震である。これは当時の人々に大きな衝撃を与えた。数万人もの死者が出たうえに、地震が起きた11月1日は、諸聖人の日(万聖節《ばんせいせつ》)だったのである。この大地震は、一神教の文脈で考えたとき、「神義論」あるいは「弁神論」と呼ばれる問いを提起する。これは「全能の神がつくった世界に、なぜ理不尽な不幸や悪があるのか」という問いに答える試みのことである[16]。神がこの世界を創造し、すべては神の計画通りに動いているとするならば、聖人のお祭りの日にリスボンで大地震が起きたことも神の意図だと考えねばならない。キリスト教では神の意図は人間には完全には知り得ないと考える。しかし、なぜだろうと問い続けるというのが神義論である。

悪の存在、理不尽な苦難の存在をどのように理解するかという主題は、「歴史」という探求を動機づけていた無意識の主題であると社会学者の大澤《おおさわ》真幸《まさち》は述べる[17]。これを特定の宗教に内在した主題であって、信仰を持たない者には関係がない問題だと考えてはならないと言う。そのことを納得させるのが東日本大震災であり、それに続いた深刻な原発事故であった。すべての人にとって「なぜこのような悲惨なことが起きるのか」という問いは現実的なものであり、影響が及んだおびただしい数の被災者に対して、ただ「運が悪かった」と片づけてしまったならば、私たちは何か根本的なものを無視しているという後ろめたさを感じるだろう。

神義論におけるこのような「悪」の解釈には大きく分けて3つあると大澤は述べる[17]。第一に、神を法的・道徳的なものとして解釈する方法である。この考え方では、悪や災難は、神による懲罰として解釈される。しかし、この解釈には根本的に冒涜的なものがある。なぜ、明らかに罪のない者にも災難が降りかかるのか説明ができないからである。第二に、災難を教育的な神による試練と解釈する方法である。『旧約聖書』のヨブ記の話はこれに近い。ヨブ記では、義人であるヨブに数々のいわれなき災難が降りかかるが、ヨブは信仰を失わず、最後には幸福が戻ってくる。しかし、災難が神による試練だとしても、たとえばナチスによるホロコーストは、あまりに理不尽な試練ではないか。第三の解釈は、神の意図は神秘的で不可解だとするものである。これは解釈以前の解釈ともいえ、問題は残ったままである。

ヴェーバーは、比較宗教研究を通して、神義論という言葉をキリスト教の文脈に限定せず、「世界の不完全性についての宗教的な解釈と意味づけ」という意味で用いた[18]。現実に苦難が不公平に配分されている状況を意味づけることが、宗教に課された神義論の問題とされる。恵まれた人々の現状を正当化すれば「幸福の神義論」となり、不幸な人々にその苦難の意味を説明すれば「苦難の神義論」となる。この説明の要求こそ、諸宗教の重要な特性を形成したものだとヴェーバーは説明する。

近代以降、人間が世界を対象的にみる態度が支配的になり、自然科学的・人間中心主義的な世界観が普及した。そのことによって、かつて神の「正義」を弁証するものだった神義論は、今日では、世界に悪が蔓延しているにもかかわらず、神が「存在」することを証明する試みへと変化してきた。たとえば、神学者のプランティンガは、悪の存在が全能の神による世界創造と矛盾しないことを、分析哲学という方法によって示そうとしている[19]。しかしながら、近代以降の神義論は、それが「悪の正当化」ではないかという理由で批判を受けてきたことは間違いない。哲学者のヴォルテールの『リスボン災禍についての詩』はその嚆矢《こうし》であった。マルクスの「宗教は阿片である」という言葉も、一種の神義論批判として解釈することができる。その究極的な形ともいえるのが、哲学者のレヴィナスによる「神義論の終焉」の宣告である[20]。ホロコーストという未曾有の惨事の後では、いかなる神義論も不可能になったとレヴィナスは語る（レヴィナス自身もユダヤ人であり、ホロコーストを生き延びた哲学者であった）。神義論が弁護する神は、世界におけるすべての事物と事象を「世界が最善になるために用いる神」である。だから、この神はアウシュヴィッツやヒロシマで死んでいった人たちの苦しみを世界の最善のために役立てていると考えられることになる。このような神を弁護する必要があるだろうか。レヴィナスはこう言う。「隣人の痛みを正当化することは間違いなくあらゆる背徳の源である」と[20]。

柳 宗悦の民藝運動と「利他」

医療の本質には、他者へのケアのまなざしがあり、ケアとは他者に対する受容的・応答的なあり方である。ここで、ケアの行為と関連の深い「利他」という言葉を考えてみたい。「利他」という言葉はもともと仏教用語であり、空海がすでに『請来目録《しょうらいもくろく》』のなかで「利他」の言葉を用いている。仏教には「自力」、「他力」という言葉がある。「自力」とは人間が自分の力で何かを為そうとすることだが、「他力」は単に仏の力に頼るということではなく、人間と仏が、人と仏の二者のままでありながら「一なるもの」になることを指す。仏教には「不二《ふじ》」という言葉もあり、これは「一」を意味するのではなく、二つのものが二つのままで「不二」である、抗しがたい「つながり」によって結びつく状態を指している。「自他不二」という言葉もあり、これらから考えると、仏教における「利他」とは、単に誰か他者のために何かをするのではなく、他者と自己との壁が無礙《むげ》になったときに生起する出来事であると若松英輔は述べる[21]。無礙とは自己と他者のあいだに「礙《さまたげ》」がない状態を指す。しかし、繰り返しになるが、自他が一つになるのではなく、自他二者が二者のままで「不二」になる。数量的な一を超えた、「一なるもの」として存在することだという。

「不二」という言葉を自己の哲学の中核においたのが美術評論家の柳《やなぎ》宗悦《むねよし》である。彼は民藝運動を牽引した一人であるが、同時に傑出した宗教哲学者であり、優れた思想家でもあった。「民藝」は、柳が盟友である濱田《はまだ》庄司《しょうじ》と河井《かわい》寛次郎《かんじろう》とともにいた1925年の暮れに誕生した言葉である。「民藝」は「民衆的工藝」の略語であるが、その本質は非情に奥深いものである。柳にとって「民藝」とは、美しいものを眺めるだけの行為ではなく、「見る」という行為を通じた哲学的営為であり、個々の心のなかに内なる平和を実現しようとする試みであった。柳は、「美」こそ真の意味で「利他」なるはたらきを蔵したものであると考えたのである。柳の『雑器《ざっき》の美』という文章のなかに「民藝」の精神の本質が述べられている。「自からは美を知らざるもの、我に無心なるもの、名に奢らないもの、自然のままに凡《すべ》てを委ねるもの、必然に生れしもの、それらのものから異常な美が出るとは、如何に深き教えであろう。凡てを神の御名においてのみ行う信徒の深さと、同じものがそこに潜むではないか。「心の貧しきもの」、「自からへり下るもの」、「雑具」と呼びなされたそれらの器こそは、「幸あるもの」、「光あるもの」と呼ばれるべきであろう。天は、美は、既にそれらのものの所有である」[22]

利他は「他」と「自」がおのずと一つになっていなければ起こり得ない、という基本的かつ肉感的な認識が柳にはあった。そしてまた、利他の本質は、人間の主体性の産物ではなく、非・人間的実在との呼応において現象するとも考えていたと若松は述べる[21]。利他とは個人が主体的に起こそうとして生起するものではない。それが他者によって用いられたときに現出する。それが表現されているのが柳の『工藝の道』にある次の文章である。「されば地と隔る器はなく、人を離るる器はない。それも吾々に役立とうとてこの世に生れた品々である。それ故用途を離れては、器の生命は失せる。また用に堪え得ずば、その意味はないであろう。そこには忠順な現世への奉仕がある。奉仕の心なき器は、器と呼ばるべきではない。用途なき世界に、工藝の世界はない」[23]

工藝の美は、奉仕の美であり、すべての美しさは奉仕の心から生まれる、と柳は語る。ここで柳がいう「心」とは、人間の心である以上に「物」の心なのである。それは、すべての「物」には心がある、というアニミズムとは異なる。柳は「器」は、生物とは異なるありようではあっても、「いのち」あるものだと考えているのである。「いのち」が宿るとき、そこに奉仕の心もまた宿る。民藝の器は、まず人に対する以前に、自他を超えた存在に対して、わが身を奉じ、仕えている。また、真に奉仕するものは見返りを求めない。利他とは、自他のあわいに起こる「出来事」だと言える。柳は、そうした民藝の美と奉仕のあり方に、利他の本質をみていたのである。

「民藝」になり得るものを柳は「工藝」と呼び、一方、飾られ、眺められるだけのものを「美藝」と呼んだ。工藝は、当然ながら手仕事である。手仕事は、いつも世にただ一つのものを生む。再現不可能なものを生むことだと言える。そして、手仕事から生まれたものは飽きがこないという特性がある。同様に「利他」は、手仕事のようなものであり、それはいつも繰り返すことができない、ただ一度きりの出来事として生起する。それは利他が、今このときに、眼前にいる人、あるいは思い浮かべている人に対して為されるものだからであろう。個々の人間は、固有の尊厳を有する存在であり、そのさまざまなる固有性を土壌として、利他という営みが起きるのである。

柳は、工藝の美を、その奉仕あるいは利他の心から生まれると考えた。そこでは、自己と他者が「不二」の状態にあり、自他の存在を超えたものに対して、無心に、自然のままに身を委ねる営みが生起している。無心なるもの、おごらないもの、自らの美を知らないものこそ、真の「美」を宿しているという考えは、鈴木大拙が、学もなく地位もなく貧しき生活者のなかにこそ、阿弥陀仏の存在が顕現していると考えたこととも通じている。柳のスピリチュアリティは、工藝の美、器の美というものを通して、自己と他者のあわいに起こる一回性の出来事としての「利他」にその本質をみていた。そして、民藝の精神は、他者への「ケア」を日常的な営みとする医療者にとっても多くの示唆を与えるのである。

「かなしみ」のスピリチュアリティ

一神教的な文化において「悪」と捉えられてきたこの世の不条理や悲惨は、私たち日本人の文化においては「かなしみ」という言葉で表現できるのかもしれない。近代日本を代表する哲学者の西田幾多郎《にしだきたろう》の思想の根底にあって、それを推し進めさせたのが、人生の悲哀、人の生きることが否応なく持っている「かなしみ」という問題であった。西田は『場所の自己限定としての意識作用』という論文において、「哲学は我々の自己の自己矛盾の事実より始まるのである。哲学の動機は「驚き」ではなくして深い人生の悲哀でなければならない」と語る。西田において「悲哀」とは、言ってみれば、死なざるをえないものとして生きる人間の自己矛盾した存在のあり方に必然的に伴うものとして考えられている。

大和言葉としての「かなし」は、元来「自分の力ではとても及ばないと感じる切なさ」を意味していた。それは、思いの届かなさとしての「かなし」や、いとしさとしての「かなし」、しみじみとした感興としての「かなし」など多様な使われ方をしたものが、時代を経るにつれて人間の不幸を表す意味として狭まっていったという[24]。類語である「あはれ」という言葉について、江戸時代に本居宣長が同様のことを指摘している。たとえば、みごとに咲いている花、あるいは、清らかな月をみたときに、「ああ、きれいだなあ」「みごとだなあ」と思う、そのように心が動くこと、それが「あはれ」ということだった。「あはれ」はもともと、このような広がりを持つ言葉として使われていたのだが、時代を経て、宣長の時代にはすでに「あわれをさそう」とか「あわれな行く末」といった、ある限定された意味の言葉として使われていた[24]。しかし、私たちには「あはれ」という言葉が持つさまざまな意味合い・趣きを深く感じとることができる。たとえば『源氏物語』の「柏木」という巻の例を宣長は取り上げる。青年柏木は女三宮という光源氏の正妻に惚れてしまい、子どもをつくってしまう。当然、権力者である光源氏に睨まれて、結局、青年は衰弱して死んでいくことになるのであるが、死ぬ間際に柏木は、相手である女三宮に、自分はこれから死んでいくが、どうか一言でいいから、「あはれ」とだけ言ってください(「あはれとだにのたまはせよ」)と頼む。しかしついに、女三宮は「あはれ」とは言わない。言われないままに柏木は死んでいく、という物語である。たとえば、この巻を私たちが読むというのは、この一言「あはれとだにのたまはせよ」と言った、その「あはれ」の深さと味わいをどう受け止めるかということにかかってくるのである。

「かなし」という言葉は、自分ではどうにもならないこと、みずからの有限性や無力性を感じとる情感を表すものであった。このまなざしが他者へと向けられることで、他者への倫理感情としての「かなしみ」あるいは「あはれみ」に展開する。哲学者の九《く》鬼《き》周造《しゅうぞう》は、そのことをこのような言い方で説明している。「万物は、有限な他者であって、かつまた有限な自己である。それがいわゆる「もののあはれ」である。「もののあはれ」とは、万物の有限性からおのずから湧いてくる自己内奥の哀調にほかならない。客観的感情の「憐《あわれ》み」と、主観的感情の「哀《あわ》れ」とは、互いに相制約している」[25]

この世のあらゆるものは有限であり、限りある自己と限りある他者とから成っている。「もののあはれ」とは、その限りあるということから、おのずから湧いてくる哀調、「かなしみ」の調子のことである。九鬼はそうした有限性のあり方を、とくに「偶然性」というあり方に見出す。私たちは、確固とした意味や必然性をもって生まれてきたのではない。人との出会いも、今こうして共に生きていることにも、他のいろいろにあり得る可能性のひとつの現実としてそうであるにすぎないのだ、と九鬼は言う。そうした偶然性というものを抜きに、人と人との倫理性を考えることはできないと、九鬼は考えたのである。

私たちにはどうしようもできない悲惨な現実に対して、仏教では「慈悲」というものを説いてきた。浄土真宗の宗祖・親鸞は、私たち人間には、どんなに「かわいそうだ」と思っても助けることができないことがあるという。ここには「自力」への絶望がある。自分には慰め助けてやることができない、できないけれども何とかしてあげたいという思いのなかで「祈り」(念仏)をもつとき、その祈りが自己を超えて自己のなかに、自己を超えた超越的な働きとして、つまり「自他不二」のものとして働いてくる。それが「慈悲」であるという。親鸞は『歎異抄』において「弥陀の誓願不思議にたすけられまいらせて、往生をばとぐるなりと信じて、念仏まうさんとおもひたつこころのをこるとき、すなはち摂取不捨《せっしゅふしゃ》の利益《りやく》にあづけしめたまふなり」と述べている。不思議な阿弥陀仏の誓願(衆生の救済を願って立てられた誓い)に助けられて、往生できると信じて進んで念仏を称えようとする心が起こるとき、そのときただちに、「摂取不捨の利益(救われて捨てられることのない利益)」にあずかることができるのだ、と。この利益にあずかるのは、来生ではなく、この現生の、この身においてである。

「利他」が「自」と「他」のあわいに働くものであっ

たように、「慈悲」も自己の無力性を自覚し、他者へと向かうかなしみとなるとき、自然と向こうから、ある働きが作用してくるとしか言えない事柄である。西田幾多郎は、親鸞の「自然《じねん》」という考えを解釈して次のように述べる。「親鸞の自然法爾《じねんほうに》というごときは、西洋思想において考えられる自然《しぜん》ということではない。それは衝動のままに勝手に振舞うということではない。それはいわゆる自然主義ではない。それには事に当たって己を尽くすということが含まれていなければならない。そこには無限の努力が包まれていなければならない。唯なるがままということではない。しかし自己の努力そのものが自己のものではないと知ることである。自《おのずか》ら然《しか》らしめるものがあるということである」[26]

霊性、魂、いのち

『霊性の哲学』を著した若松英輔は、「霊性」とは宗派的差異の彼方で超越者を希求すること、あるいはその態度を意味すると述べている[16]。「霊性」は英語の「スピリチュアリティ」に相当するものであるが、ここではあえて、日本語の「霊性」に注目して論じたい。霊性とは、「いのち」あるいは「魂」の根源的な働きとでも呼ぶべきものかもしれない。若松は、鈴木大拙の言葉を読み解きながら、大いなるもの（超越）が万物に自らを分け与えたもの、あるいはけっして途切れることなく、自らの働きを注ぎ込む場が「霊」であり、「霊性」とは「いのち」の根源的な働きであると述べる。また、霊性は万人に等しく宿っている自己を超え出て、真に他者と交わることの源泉となる働きである、と若松は言う[16]。

霊性の顕れ方は、必ずしも宗教的なものだけではない。透徹して無私になることを自らに課し、そうあることに生涯をかけて挑む、そうした霊性もある。ハンセン病運動の中核的存在だった谺《こだま》雄二《ゆうじ》の霊性は、狭義の「宗教」の向こう側に生きる者のそれであると言える。谺は、7歳のときにハンセン病に罹患していることが判明する。その後、療養施設に入り、そこでキリスト教思想家の内村鑑三《うちむらかんぞう》の言葉に出会い、ある時期、その著述を読むことに没頭する。このとき彼にとって内村は「宗教」の代名詞のような存在であったが、宗教に彼を根底から支える言葉はないと感じるようになった。その後、彼は信仰者としてではなく、マルクス主義者として、共産党に連なる活動家として生きる道を選ぶ。そして谺は、不当な差別を受け続けたハンセン病患者の名誉と生活の改善を求める運動の指導者となる。運動家として生きることは、自身に無私であることを求めることになる。晩年、彼のなかでもっとも深いところにあったのは「いのちの証」という問題だったと述べている。「そもそも、私が「いのちの証」ということを問うときは、それは私ひとりだけの問いではない。たくさんの死んでいった仲間たちが私の背後にはいる。なんかね、みんな、納骨堂にいても死にきれないでいるようなんだ。みんな、「いのちの証」を求めつづけている。納骨堂に入っている人たちは、「いのちの証」をちゃんと手にして逝ってないっていう感覚が私のなかにははっきりとあるんだよ。だから、生き残った私たちが、生きてるうちに、きちんとした「いのちの証」を立てて、死んだ者の「いのちの証」も同時に立てておかなければならない。今生きている者が死んだ者の「いのちの証」まで立てなくちゃいけないんだよ」[27]

新しい霊性のあり方として、水俣病と「本願の会」の例もあげられる。水俣病の被害者たちを中心に１９９５年「本願の会」という団体ができた。加害企業であるチッソが、水俣病の原因となった有機水銀を含んだ工場廃水を垂れ流した場所が埋め立てられエコパークとなっていくとき、そこに「野仏（魂《たましい》石《いし》）」をつくっていく活動を行い、『魂うつれ』という雑誌を刊行してきた団体である。宗教学者の萩原《はぎはら》修子《しゅうこ》は本願の会についてこう述べている。「この会は仏教用語の「本願」を冠し、「いのち」や「魂」、「祈り」について語るゆえに、一見極めて宗教的である。しかし、その営み、会員の語ることばは宗教とは一線を画し、それを拒絶している」[28]

チッソ側に立つ人々と被害者側の間で長期にわたって分断に苦しんだ水俣において、1990年代以降「もやい直し」という謝罪と和解の活動が進む。その過程で重要な役割を果たした水俣病患者の一人が杉本栄子《すぎもとえいこ》である。彼女が育った部落は、もともと人情味あふれ、支え合いをよしとしていた。それが水俣病によって一変した。杉本の母が1959年7月に発病し入院すると、一家は人々から忌避される存在となった。やがて父と彼女自身も水俣病の症状に苦しむようになる。そんななかでも、流産の後、子どもが生まれる。ところが、生まれたばかりの孫に会いたいと、病院から一時的に帰ってくる母が、隣の住人に崖から突き落とされるという事件まで起こった。このとき、憤る彼女に対して父は「どうせ死ぬとなら、人ばいじめて死ぬよりもいじめられて死んだほうがよかがね」「人様は変えならんとやっで(変えられないから)、自分が変わっていけばよかがね」という言葉をかける。言語を絶するような無念さを胸に、彼女は父の言葉から学び、ある信念を持つようになる。それが「自分が変わっていけばよかがね」という信念であり、さらには、水俣病をさえ賜物として受け止める「のさり」の考えであった。「のさり」は「自分が求めなくても天の恵みを授かった」という熊本の漁師言葉である。こうした水俣における一連の過程を、島薗 進先生は「新しい痛みのスピリチュアリティ」と呼び、杉本栄子の「のさり」の考え方が人々を大きく動かし、水俣の差別と分断を超える道につながっていったと述べている[29]。

哲学者の池田晶子《いけだあきこ》は、ひとりの人間を構成するものが「肉体と精神と魂」であるという言い回しを本で読んだときに、深く腑に落ちたという[30]。その人を他の人ではなく、その人たらしめている当のものこそが〈魂〉と呼ぶものである、と。「なぜ〈私〉は、この人間なのか」この根源的な問いを、文芸評論家の小林秀雄《こばやしひでお》は次のような文章で表現している。「人は様々な可能性を抱いてこの世に生れて来る。彼は科学者にもなれたろう、軍人にもなれたろう、小説家にもなれたろう。しかし彼は彼以外のものにはなれなかった。これは驚くべき事実である。この事実を換言すれば、人は種々な真実を発見する事は出来るが、発見した真実をすべて所有する事は出来ない」[31]

「魂」と言ったときに、多くの人は反射的に「在るか無いか」という問いを考えてしまうと池田は言う。「そんなものは認めない」あるいは「私はそれを信じたい」という態度の表明もまた、この「在るか無いか」のどちらかを前提としている。この「在るか無いか」の問いには、背後に「死後の存続」への問いが含意されている。肉体の死後も存続するところの「魂」とは、あたかも物的実体のようなものが想定されている。しかし、より本質的なことは、ある人がその人であるということ、自分が自分であるということ、この同一性もしくは「自覚」の意味なのではないか、と池田は問う[30]。この、すでに自分であるところのこの自分のことを〈魂〉と呼び、それは何なのかと問いかけることができるのである。

死と生きがい──スピリチュアリティのかなたに

臨床の場において医師は多くの死に接する。人はいずれ死ぬ。これはまぎれもない事実である。しかし「死とは何か」と聞かれれば、「わからない」としか答えようがない。しかしながら、この〈私〉にとって死とは何かということを、これまで自分なりに関心を持って探求してきた。たとえば、死を目前にした人がどのようなことを思うのか、感じているのかということは、その人の存在の根源、つまり〈魂〉から発せられるものであるに違いなく、そのような言葉から何かをつかみ取れるはずである。

29歳でこの世を去った吉田松陰は、獄中で「留魂録」を残した。まさに、魂を留めおくための記録である。そのなかで松陰の死生観が語られる以下のような文章がある。

今日、死を決するの安心は、四時の順環に於いて得る所あり。蓋《けだ》し、彼の禾稼《かか》を見るに、春種し、夏苗し、冬蔵す。秋冬に至れば、人皆その歳功の成るを悦び、酒を造り醴《れい》を為《つく》り、村野歓声あり。未だ曽《かつ》て西成に臨みて、歳功の終りを哀しむものを聞かず。われ行年三十、一事成ることなくして死して禾稼の未だ秀でず、実らざるに似たれば、惜しむべきに似たり。然れども、義卿《ぎけい》の身を以て云えば、是亦《これまた》、秀実の時なり。何ぞ必ずしも哀しまん。何となれば、人寿は定りなし。禾稼の必ず四時を経るが如きに非ず

（今日、私は死を覚悟したが、心のうちはとても穏やかである。なぜなら、四季の移ろいということを考えたからだ。稲作を見ると、春に種を蒔き、夏には苗を田に植え、秋になると刈り取って、冬の間は蓄える。秋や冬がくると、人々は皆、その年の収穫を喜んで、酒を造り、甘酒をこしらえ、村や野に歓びの声が満ちあふれる。収穫のときに臨んで、その年の労働が終わってしまうと悲しむ者がいるなどという話は、いまだかつて聞いたことがない。私は、いま、数えで三十だが、何ひとつ成し得ずして死んでいく。その姿は、たとえてみれば、すくすくと生長せず、まだ穂を実らせていない稲のようだと世間の人の目には映るかもしれない。そういう見方をすれば、いま死ぬのは惜しいということになる。だが、義卿（注：松蔭の字《あざな》）自身についていえば、いまこそが、花咲き、実を結んだまさにその季節なのである。どうして悲しむことなどあろうか。なぜなら、人の寿命というものは、まちまちであって、稲が四季をめぐるのとは違うからである）[32]

ここには松蔭の死生観が色濃く現れている。人生は寿命の長短ではない。自分が死んでもなお、人々の営みと四季の移ろいは続いていく。そして自分は「何ひとつ成し得ずに」死んでいくのだが、しかし今こそが「花咲き、実を結んだ」ときだという。だから、かなしむことはないというのである。松蔭は自分の〈魂〉が、松下村塾に集った若者たちのなかに受け継がれ、自分の存在が決して終わることはな

いということを直観し、ある種の諦念とともに満足さえ感じているようである。

精神科医の神谷美恵子《かみやみえこ》は『生きがいについて』のなかで、京都大学経済学部学生として動員され、シンガポールの刑務所で戦犯刑死した青年が、書物の余白に書き込んだ言葉を紹介している[33]。

死の数日前偶然にこの書(田邊 元著「哲学通論」(岩波全書))を手に入れた。死ぬまでにもう一度これを読んで死にたいと考えた。コンクリートの寝台の上ではるかなる故郷、わが来し方を思いながら、死の影を浴びながら、数日後には断頭台の露と消える身ではあるが、私の情熱はやはり学の道にあったことを、最後にもう一度思い出すのである。この書に向かっていると、どこからともなく湧き出づる楽しさがある。……尽きざる興味に惹きつけられる。……生の幕を閉じる寸前、この書をふたたび読みえたということは、私に最後の楽しみと憩いと情熱とを与えてくれるものであった。……真の名著は何時どこにおいても、いかなる状態の人間にも、燃ゆるがごとき情熱と憩いとを与えてくれるものである。私はすべての目的欲求からはなれて、一息のもとにこの書を一読した。そして更にもう一読した。……私にとっては死の前の読経にも比すべき感を与えてくれた。かつてのごとき野心的な学究への情熱に燃えた快味ではなくて、あらゆる形容詞を超越した、言葉ではとうてい現わしえないすがすがしい感を与えてくれたのである。私はこの本を私の書かれざる遺言書として、何となく私というものを象徴してくれる最適の記念物として、後に遺す

死を覚悟したこの青年にとって、この哲学書が彼に「生きがい」として与えた価値は途方もないものである。この書を読むことを通して、彼の〈魂〉は大きく輝き、活力が蘇っている。彼はそれを「あらゆる形容詞を超越した、言葉ではとうてい現しえないすがすがしい感」と表現している。そして、自分

の思いが、この「書かれざる遺言書」とともに誰かに届くことを祈っているようでもある。

スピリチュアリティに通じる「生きがい」とは、〈私〉とは何なのか、〈私〉はなぜ生きているのか、生きる意味とは何なのか、という存在論的問いと関連している。そして、それは「死」とは何なのかという問いと表裏一体のものである。死を目前にしながらも、諦念とともに自らの存在意義を感じとって死んでいった松蔭や学徒兵の言葉からは、彼らが死と生の意味を自ら見出し、いのちは尽きることはなく、自己を超えたものにつながっていくという意識があることを感じとることができる。

「死とは何か」という問いに、おそらく答えはない。しかし、死を深くみつめることによって、「生」と「いのち」の本来的な意味を見出していった先達たちの行為と思いのなかに、ある種の真実をみつけることができるのではないか。そして、それは不条理や悲惨な現実から逃避することなく、その意義を問い続け、自己を超えた「他者」に応答し続けるという営みのなかでこそ希望が生まれるという、スピリチュアリティの先達たちの教えとも通じるものなのである。

参考文献

1 ユヴァル・ノア・ハラリ(著)、柴田裕之(訳):21 Lessons:21世紀の人類のための21の思考 河出書房新社、2019
2 島薗 進:現代宗教とスピリチュアリティ、弘文堂、2012
3 鈴木大拙:日本的霊性、角川学芸出版、2010
4 松岡秀明:ターミナルケアにおけるスピリチュアリティ:文化人類学からの視点、国際経営・文化研究、12(1):73-85、2007
5 藤井理恵、藤井美和:たましいのケア ―病む人のかたわらに(増補改訂版)、いのちのことば社、2009
6 松岡秀明:スピリチュアルペイン、この曖昧なるもの、死生学年報、6:27-42、2010
7 森田敬史:ビハーラ僧の実際、人間福祉学研究、3(1):19-30、2010
8 ネル・ノディングズ(著)、立山善康、清水重樹、新 茂之、他(訳):ケアリング ―倫理と道徳の教育 女性の観点から、晃洋書房、1997

9 Son D, Oishi A, Taniguchi SI: The experience of providing end-of-life care at home: The emotional experiences of young family physicians. J Gen Fam Med. 23 (6): 376-383, 2022
10 島薗 進：ともに悲嘆を生きる グリーフケアの歴史と文化、朝日新聞出版、２０１９
11 マックス・ヴェーバー（著）、大塚久雄（訳）：プロテスタンティズムの倫理と資本主義の精神、岩波書店、１９８９
12 島薗 進：日本人の死生観を読む：明治武士道から「おくりびと」へ、朝日新聞出版、２０１２
13 広井良典：死生観を問いなおす、筑摩書房、２００１
14 友居和美：地域住民に対するアンケート調査からみた希望する最期の場所と在宅死評価の二面性、ホスピスケアと在宅ケア、27（3）：２３６－２４４、２０１９
15 やまだようこ：死にゆく過程と人生の物語、カール・ベッカー（編）：生と死のケアを考える、法藏館、45－65、２０００
16 若松英輔：霊性の哲学、角川文芸出版、２０１５
17 大澤真幸、橋爪大三郎、大貫 隆、他：やっぱりふしぎなキリスト教、左右社、２０１２
18 上村岳生：神義論（弁神論）、東京大学宗教学年報、32：１９７－１９９、２０１４
19 アルヴァン・プランティンガ（著）、星川啓慈（訳）：神と自由と悪と—宗教の合理的受容可能性、勁草書房、１９９５
20 エマニュエル・レヴィナス（著）、合田正人、谷口博史（訳）：われわれのあいだで—「他者に向けて思考すること」をめぐる試論、法政大学出版局、１９９３
21 若松英輔：美と奉仕と利他、伊藤亜紗（編）：「利他」とは何か、集英社、２０２１
22 柳 宗悦：雑器の美、青空文庫ＰＯＤ、２０１６
23 柳 宗悦：工藝の道、講談社、２００５
24 竹内整一：「かなしみ」の哲学—日本精神史の源をさぐる、ＮＨＫ出版、２００９
25 九鬼周造：情緒の系図、「いき」の構造 他二篇、岩波書店、１９７９
26 西田幾多郎：日本文化の問題、岩波書店、１９４０
27 ハンセン病市民学会：いのちの証を見極める、ハンセン病市民学会、２０１５
28 萩原修子：生み落とされることば、手渡されていくことば—水俣病事件と「本願の会」、宗教研究、86（2）：３９３－４２０、２０１２
29 島薗 進：新宗教を問う—近代日本人と救いの信仰、筑摩書房、２０２０
30 池田晶子：魂とは何か —さて死んだのは誰なのか、トランスビュー、２００９
31 小林秀雄：小林秀雄全作品〈1〉様々なる意匠、新潮社、２００２
32 城島明彦：吉田松陰『留魂録』（いつか読んでみたかった日本の名著シリーズ）、致知出版社、２０１４
33 神谷恵美子：生きがいについて（神谷恵美子コレクション）、みすず書房、２００４

編著者略歴

孫 大輔（そん だいすけ）

鳥取大学医学部 地域医療学講座 講師．家庭医療専門医．
地域における対話・ウェルビーイングをテーマに谷根千まちばの健康プロジェクト（まちけん）や映画製作など幅広く活動してきた．

2000年3月　東京大学医学部 卒業
2003年4月～2004年3月　虎の門病院 腎センター内科
2004年4月～2008年3月　東京大学医学部附属病院 腎臓・内分泌内科
2008年4月～2012年3月　東京ほくと医療生協 北足立生協診療所
（医療生協家庭医療学レジデンシー・東京）
2012年4月～2020年3月　東京大学大学院医学系研究科
医学教育国際研究センター
2020年4月～2021年9月　日野病院 総合診療科
2021年10月～ 現職

監督作品
下街ろまん（2019）
うちげでいきたい（2022）

臨床と宗教 死に臨む患者へのスピリチュアルケア

2023年 6 月 10 日　1 版 1 刷　©2023

編著者
孫《そん》　大輔《だいすけ》

発行者
株式会社 南山堂　代表者 鈴木幹太
〒113-0034　東京都文京区湯島 4-1-11
TEL 代表 03-5689-7850　www.nanzando.com

ISBN 978-4-525-50561-5

A5056110101-A